Siegfried Kasper · Norman E. Rosenthal

Lichttherapie

W0292087

Bildnachweis:

MEV:
4, 6, 19, 30, 96, 103, 119

iStock:
8, 29, 35, 61, 62, 67, 99, 100, 105, 107, 111, 114

Philips:
64, 68

Stadtbibliothek Zeulenroda-Triebes
12/781
0249

ISBN 978-3-7088-0500-9

Copyright: © Kneipp-Verlag GmbH und Co KG,
Lobkowitzplatz 1, A-1010 Wien
www.kneippverlag.com

Autoren: O. Univ.-Prof. DDr. hc Dr. med. Siegfried Kasper
Dr. Norman E. Rosenthal

Druck: General Druckerei GmbH, Ungarn

Gekürzte, überarbeitete Neuauflage, Oktober 2010

Inhalt

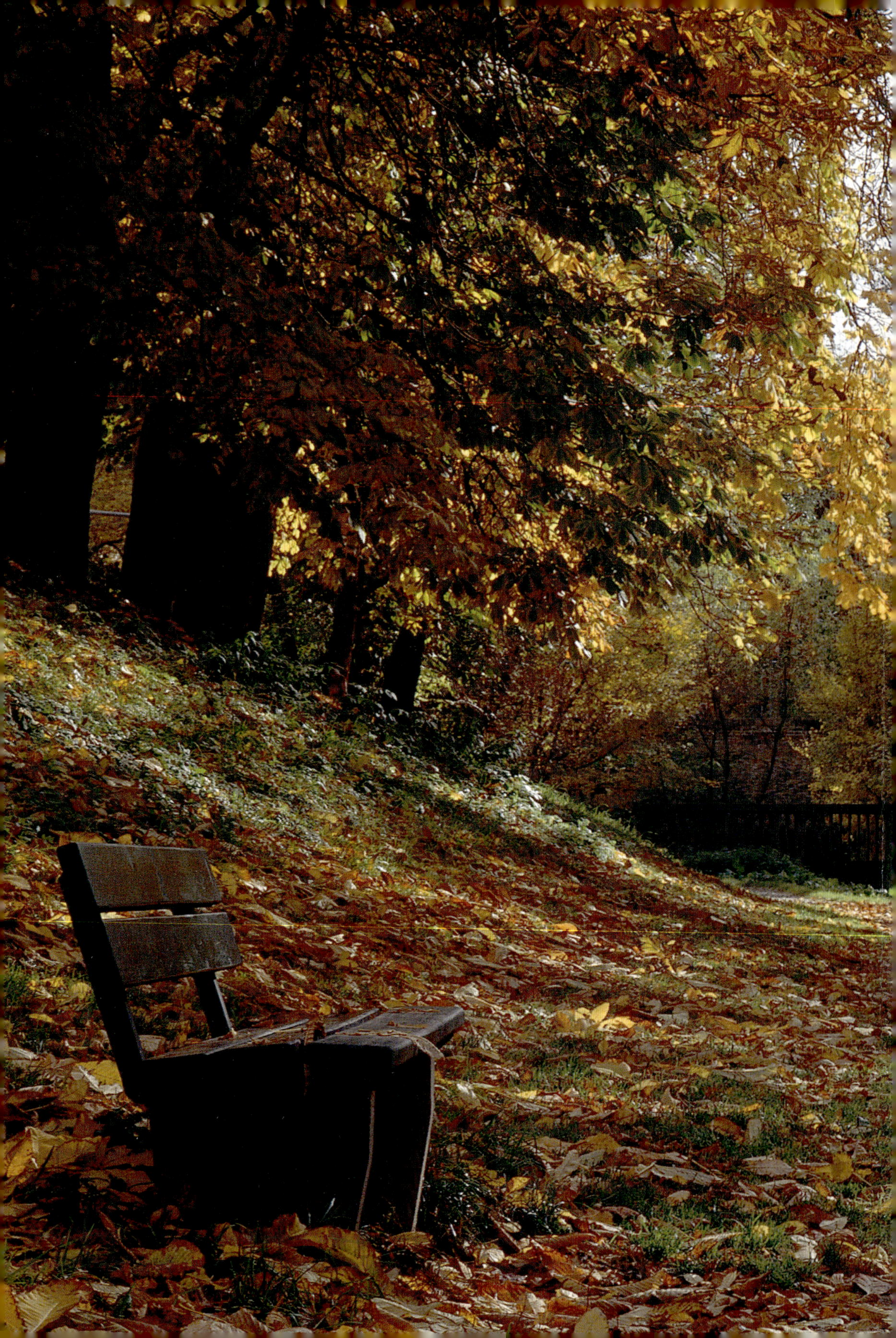

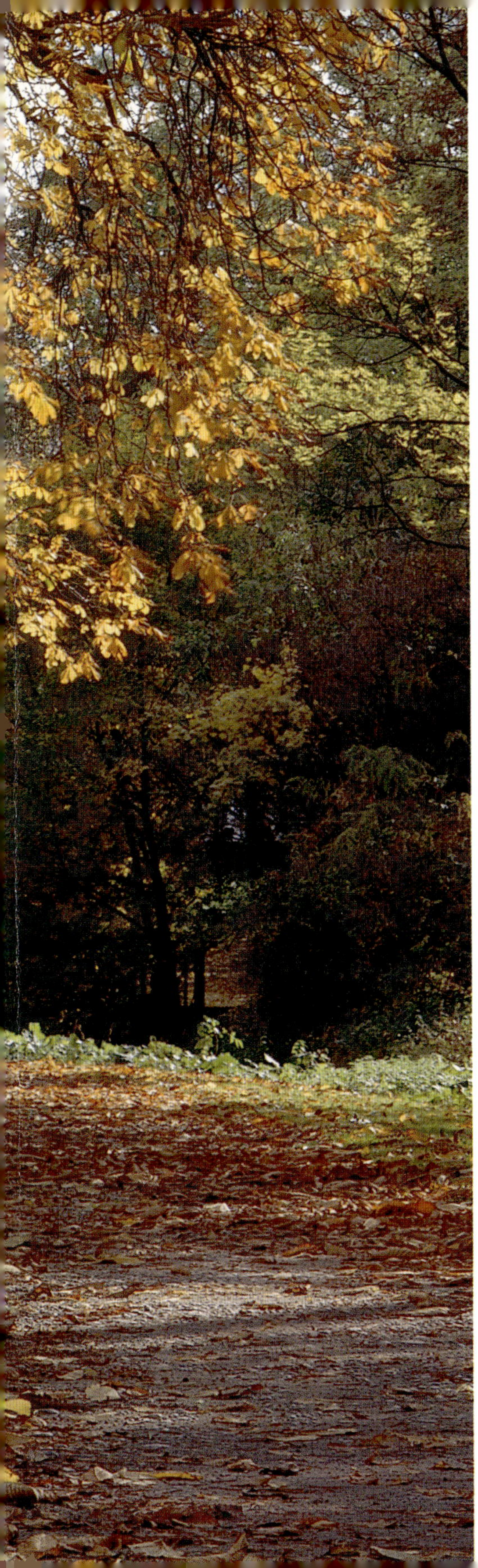

Jahreszeitlich bedingte Krankheitsbilder

Seit jeher beeinflusst der Wechsel der Jahreszeiten das Befinden und die Psyche des Menschen – zahlreiche Texte, Bilder und Überlieferungen zeugen von dieser Tatsache. Umso mehr verwundert es, dass es fast bis zum Ende des 20. Jahrhunderts dauerte, bis diese Erfahrung unserer Ahnen wieder aufgegriffen, wissenschaftlich erforscht und zum Wohlergehen der Menschheit angewandt wurde ...

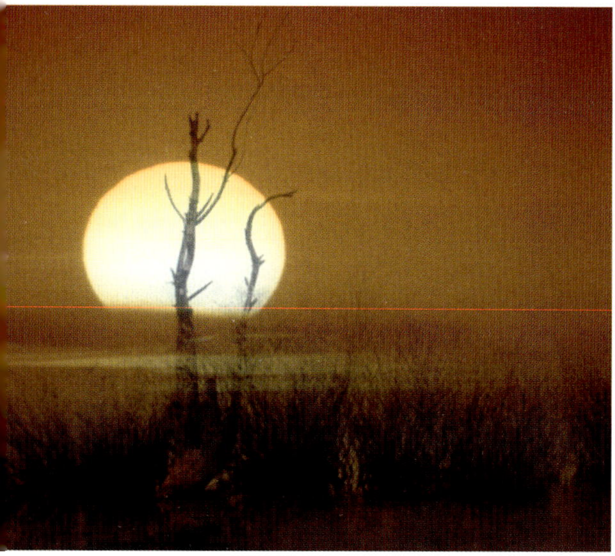

SAD und Lichttherapie: Neu oder wiederentdeckt?

Genauso wie Bären, Eichhörnchen und Vögel hat der Mensch sich unter dem Einfluss der Sonne entwickelt. In der Maschinerie unseres Körpers sind die Rhythmen von Tag und Nacht, Licht und Dunkelheit, Wärme und Kälte fest verankert. Über Hunderttausende von Jahren hinweg wurde die Architektur unseres Körpers von den Jahreszeiten geformt, und wir haben Mechanismen zur Bewältigung der damit verbundenen Veränderungen entwickelt. Bis heute werden unsere Gefühle und unser Verhalten vom Rhythmus der Jahreszeiten beeinflusst.

Allerdings können die saisonalen Veränderungen bei manchen Menschen zu Gesundheitsproblemen führen.

Unsere Vorfahren wussten um den Einfluss der Jahreszeiten auf den Menschen. Bei den Ärzten unserer Tage dagegen war er bis vor kurzem mehr oder weniger vergessen. Es waren Künstler, Dichter und Liedtexte, die jahrhundertelang auf dessen Bedeutung hinwiesen.

So ist in Shakespeares *Wintermärchen* zu lesen: »Für den Winter passen die Märchen besser, die traurig sind«; der englische Dichter John Keats beschreibt, wie eine Nachtigall »ruhig aus vollem Hals vom Sommer« singt, und in einer modernen Ballade heißt es: »You are the sunshine of my life«.

In den vergangenen fünfzehn Jahren hat die Wissenschaft die Kunst eingeholt, und die medizinische Bedeutung der Jahreszeiten fand neue Beachtung. Studien haben ergeben, dass die meisten Menschen im Verlauf der Jahreszeiten gewissen Stimmungs- und/oder Verhaltensschwankungen unterliegen. Für eine von vier Personen stellen diese Schwankungen ein Problem dar. Natürlich wirksame Verfahren wurden entwickelt, um Menschen mit saisonabhängiger Depression (SAD) – Winterdepression, Sommerdepression und Winter-Blues, einer milderen Form der Winterdepression – zu helfen. Gleichzeitig haben wir neue Erkenntnisse über die Wirkung der Jahreszeiten – des Lichts und der Temperatur – auf die Gefühle gewonnen. Wir können unsere Beziehung zu der uns umgebenden Welt jetzt besser verstehen. Wie es zu diesen Erkenntnissen und Entwicklungen kam, ist das Thema dieses Buches. Es diskutiert, wie Jahreszeit und Licht auf Gemüt und Verstand einwirken und wie wir den dadurch verursachten Problemen begegnen können.

Als bildhafte Beschreibung von Gemütszuständen sind Jahreszeiten und Wetter Teil unserer Sprache geworden. Jemand hat ein

»sonniges Wesen«, ein »strahlendes Lächeln«, gilt als »warm« oder »unterkühlt«. Es gibt keine Nachrichtensendung ohne Wetterbericht. Und uns interessiert am Wetter nicht nur, ob wir einen Regenschirm mitnehmen müssen oder nicht. Bei vielen von uns entscheiden das Wetter und die wechselnden Jahreszeiten, wie wir uns fühlen, wie wir schlafen, was wir essen, ob wir uns auf unsere Arbeit konzentrieren können oder nicht und ob wir fähig sind zu lieben.

Dieser Gedanke erscheint heute so offensichtlich, dass es schwer fällt zu glauben, es habe jemals eine Zeit gegeben, in der wir die Wirkung der wechselnden Jahreszeiten auf den Menschen nicht beachtet haben. Noch vor dreißig Jahren, als wir Medizin studierten, stand der Einfluss der Jahreszeiten nicht auf dem Lehrplan. Stattdessen wurde uns vermittelt, Menschen seien jahreszeitenunabhängige Wesen: Elektrizität versorgte uns mit Licht und Wärme. Nahrung stand das ganze Jahr über zur Verfügung. Im Gegensatz zur Tier- und Pflanzenwelt seien wir nicht mit den Herausforderungen der wechselnden Jahreszeiten konfrontiert.

Hätten wir es genau studiert, wäre uns vielleicht die Unsinnigkeit der Lehre klar geworden, Physiologie und Verhalten des Menschen seien unabhängig von den Jahreszeiten. Hippokrates z. B. schrieb im vierten Jhdt. v. Chr., dass jeder, »der sich für die Wissenschaft der Medizin interessiert, als erstes die Jahreszeiten erforschen muss und was in ihnen passiert«. Auch viele Ärzte nach Hippokrates haben den Einfluss der verschiedenen Jahreszeiten auf Körper und Geist betont.

Offensichtlich ist diese Einsicht mit den Errungenschaften der industriellen Revolution in Vergessenheit geraten. Uns ist entfallen, dass wir der Natur einmal sehr viel näher waren als heute. Es ist uns nicht bewusst, dass die Beherrschung unserer physischen Umwelt unsere Reaktion auf den Wechsel der Jahreszeiten gar nicht außer Kraft setzen kann: Sie ist vermutlich in unseren genetischen Code einprogrammiert.

Künstliche Methoden, Dunkelheit, Kälte, Nässe und extreme Hitze zu vermeiden, schirmen uns effektiv gegen die Wirkungen der Jahreszeiten auf Körper, Geist und Seele ab. Dank dieser Puffer bilden die wechselnden Jahreszeiten für viele Menschen nur das Bühnenbild, vor dem sich ihr Alltag abspielt.

Andere dagegen spüren die Jahreszeiten mit extremer Intensität. Zu ihnen gehören viele Dichter und Künstler, die die wechselnden Jahreszeiten von jeher als Metaphern unseres Lebens gesehen haben. Den Gefühlsaufwallungen, die Wind und Wetter in ihnen hervorgerufen haben, verdanken wir einige der schönsten Produkte des menschlichen Geistes.

Daneben aber gibt es auch jene, bei denen die jahreszeitlichen Veränderungen extreme Stimmungs- und Energieschwankungen bis hin zu Traurigkeit und Verzweiflung auslösen. In diesem Buch beschreiben wir nicht nur die Symptome, unter denen manche Menschen angesichts der wechselnden Jahreszeiten leiden, sondern auch, wie sich diese Probleme erkennen und behandeln lassen. Andererseits wäre es verfehlt, unsere Reaktionen auf die wechselnden Jahreszeiten lediglich durch das Mikroskop der Pathologie zu sehen. Sie sind eine natürliche Reaktion auf unsere Umwelt und erweitern unser Gefühlsspektrum. Wir werden uns deshalb auch mit dieser Facette der Saisonfühligkeit eingehend befassen. Es sind übrigens die intensiven Erfahrungen unserer Patienten, nicht medizinische Fachtexte, die uns darauf gebracht haben.

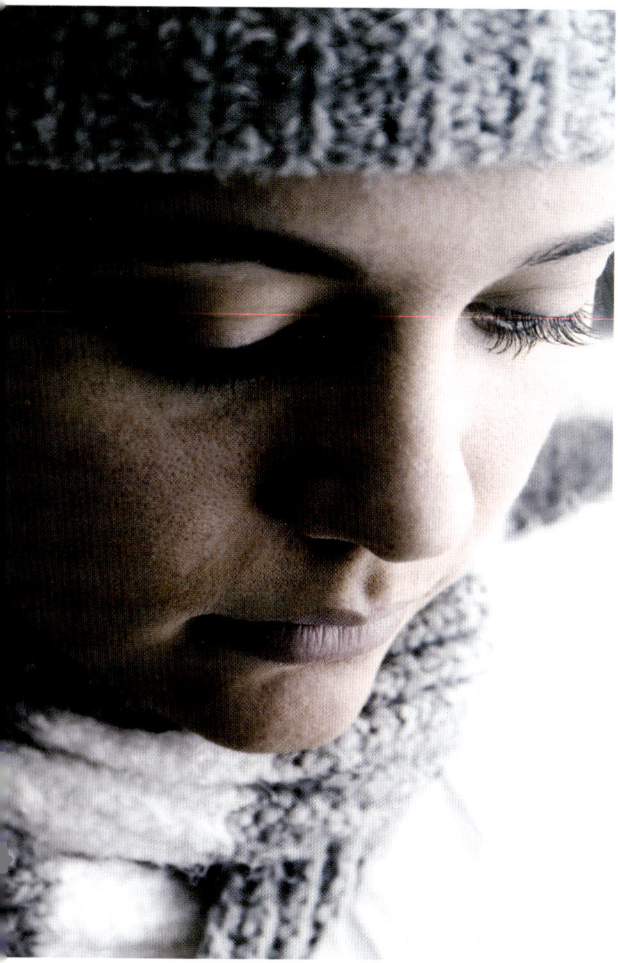

SAD: Das klinische Profil

Wir wissen heute, dass sich Wohlbefinden und Verhalten der meisten Menschen im Rhythmus von Sommer und Winter bis zu einem gewissen Grad verändern: Davon betroffen sind z. B. der Energiehaushalt, das Schlaf- und Essverhalten und die Stimmung.

Am einen Ende des Spektrums befinden sich die, die gar keine oder nur wenige jahreszeitlich bedingte Veränderungen kennen. Dann gibt es Menschen, die schwache Veränderungen an sich wahrnehmen, ohne dass deshalb gleich ihr Alltag durcheinander gerät. Eine dritte Gruppe erlebt die Veränderungen schon als störend – nicht schlimm genug, um deshalb zum Arzt zu gehen, aber doch als unangenehm. Möglicherweise leidet diese Gruppe unter dem, was der Volksmund als »Winter-Blues« und die Wissenschaft als »subsyndromale SAD« (S-SAD) bezeichnet.

Am anderen Spektrumrand schließlich befinden sich die SAD-Patienten, deren Stimmungs- und Verhaltensänderungen so einschneidend sind, dass sie ihren Alltag erheblich belasten.

Eine Patientin, Anni, gibt eine eindringliche Beschreibung dieser Veränderungen. Sie hat das Gefühl, dass zwei Seelen in ihrer Brust wohnen – »eine Sommerperson und eine Winterperson«. Zwischen Frühjahr und Herbst ist sie energiegeladen, fröhlich und produktiv. Sie ist kontaktfreudig, trifft Verabredungen und ist als Freundin, Kollegin und Mitarbeiterin beliebt und anerkannt. Sie schafft, was man von ihr erwartet, ohne deshalb an die Grenzen ihrer Zeit und Energie gehen zu müssen. Im Winter dagegen lassen ihr Energiehaushalt und ihre Konzentrationsfähigkeit nach; es fällt ihr schwer, mit den Alltagsanforderungen zu Rande zu kommen. Meistens will sie einfach in Ruhe und allein gelassen werden, »wie ein Bär im Winterschlaf«.

Dieser Zustand dauert bis zum Frühjahr an, wenn ihre Energie, Vitalität und Lebensfreude zurückkehren. Es ist leicht zu verstehen, warum sie sich selbst als zwei verschiedene Menschen sieht und warum ihre Freunde sich fragen, wer die »echte Anni« ist.

Das gleiche Thema klingt bei anderen wintermüden Menschen an. So schreibt z. B. ein Mann aus Bonn:

Ich habe das Gefühl, nur in der helleren Jahreszeit wirklich zu leben. In der dunklen Jahreszeit befinde ich mich in einer Art Leerlauf und muss mich häufig zu meinen Aktivitäten quälen. Ich spreche selten darüber, habe jedoch die Vermutung, dass es mehreren Menschen so geht, die dann nur die Hälfte des Lebens wirklich leben und auch nur die Hälfte von dem leisten, was sie leisten können. Obwohl es im Frühjahr und Sommer immer wieder besser wird, zieht sich durch mein ganzes Leben eine schwarze Lebenslinie.

Eine Frau schrieb über ihre Mutter, die ihr ganzes Erwachsenenleben lang unter SAD gelitten hatte:

Am Ende des Frühjahrs bzw. Anfang des Sommers ist sie voller Energie und braucht nur fünf oder sechs Stunden Schlaf. Sie redet ohne Punkt und Komma und nimmt sich oft zu viel vor. Dann, Ende Herbst (oder manchmal erst zu Weihnachten), verändert sich ihre Persönlichkeit völlig. Sie schläft nachts zwölf Stunden, weint den ganzen Morgen und hält dann einen Mittagsschlaf. Sie weigert sich, Auto zu fahren, verlässt das Haus nur selten und geht nicht ans Telefon.

SAD kann jeden treffen. Wir kennen hunderte von SAD-Patienten. Sie kommen aus den verschiedensten sozialen Schichten und Berufsgruppen; sie unterscheiden sich in ihrer Hautfarbe und ethnischen Zugehörigkeit. Die Störung tritt bei Frauen viermal häufiger auf als bei Männern. Auf Grund neuer Ergebnisse aus der Depressionsforschung gehen wir davon aus, dass diese Relation zwischen weiblichen und männlichen SAD-Patienten u. a. dadurch bedingt ist, dass Frauen häufiger ärztliche Hilfe suchen. Wir vermuten daher, dass die »Dunkelziffer« an männlichen SAD-Patienten höher ist.

Obwohl Menschen zwischen zwanzig und vierzig am anfälligsten dafür zu sein scheinen, kommt SAD in allen Altersgruppen vor. Wir kennen sowohl Kinder und Jugendliche als auch Senioren, die unter dem Problem leiden.

SAD kann jeden treffen, etwa 6 % der Bevölkerung leiden daran.

Auf Grund unserer epidemiologischen Untersuchungen schätzen wir, dass etwa 6 Prozent der Bevölkerung unter SAD leiden und dass bei weiteren 14 % eine mildere Form der Störung auftritt – der Winter-Blues. Die Häufigkeiten hängen jedoch vom Breitengrad ab und die oben genannten Zahlen gelten für Mitteleuropa. In nördlichen Gegenden muss mit höheren und in südlichen Breiten mit niedrigeren Prozentsätzen gerechnet werden.

Saisonabhängige Schwierigkeiten sind nicht nur unterschiedlich schwer ausgeprägt, auch der Zeitpunkt ihres Auftretens ist von Mensch zu Mensch verschieden. Während sich bei dem einen bereits im September SAD-Symptome einstellen, fühlt sich der andere bis weit nach Weihnachten wohl. Eine stärker betroffene Patientin taucht erst im April aus ihrem Wintertief auf, während sich eine andere schon Mitte März wieder besser fühlt. Viele Leute können fast auf die Woche genau vorhersagen, wann sich die ersten Winterprobleme einstellen und wann sie im Frühjahr wieder abklingen werden – ungefähr so, wie man im Voraus weiß, wann die verschiedenen Blumen zu blühen beginnen.

Wann die Symptome auftreten, hängt auch davon ab, wo jemand wohnt. Unsere Kollegin Dr. Carla Hellekson stellte fest, dass ihre SAD-Patienten in Alaska im Durchschnitt etwa einen Monat früher in die Depression fallen als Patienten in Washington, D.C., und auch erst einen Monat später wieder daraus auftauchen.

Viele Betroffene, die auf unterschiedlichen Breitengraden leben, bestätigen die Erfahrungen von Terry, einer achtunddreißigjährigen Immobilienmaklerin: Als sie in Kanada und New York lebte, hatten sich die Winterprobleme früher im Jahr eingestellt als nach ihrem Umzug ins weiter südlich gelegene Washington, D.C.

Maria, eine attraktive Berufsberaterin, sitzt vor mir und zählt an den Fingern die Symptome ab, mit denen sie im Laufe eines Jahres rechnen muss. In den achtzehn Jahren, seit denen sie an SAD leidet, hat sie ihren inneren Kalender gut kennen gelernt. Sie ist heute zweiunddreißig – hat also mehr als ihr halbes Leben lang unter saisonabhängigen Problemen gelitten.

Es gibt nur drei Monate, in denen es mir gut geht: Mai, Juni und Juli. Bereits im August lassen meine Kräfte nach. Ich schlafe morgens länger, aber ich schaffe es noch, rechtzeitig zur Arbeit zu kommen. Im September wird es schon schlimmer: Mein Appetit nimmt zu, und ich giere nach Süßigkeiten und Fast Food. Im Oktober fange ich an, mich von meinen Freunden zurückzuziehen und Verabredungen abzusagen. Im November gehen die Schwierigkeiten dann richtig los.

Ich fühle mich traurig und sorge mich um Kleinigkeiten, die mich im Sommer nicht weiter tangieren würden. Ich kann weniger klar denken als sonst und fange an, dumme Fehler zu machen. Anderen Leuten fällt auf, dass ich schlecht aussehe. An vielen Tagen schaffe ich es kaum, zur Arbeit zu gehen, und ich melde mich oft krank. Wenn ich im Büro bin, habe ich Mühe, meine Arbeit zu erledigen. Ich schiebe so viel wie möglich vor mir her und hoffe, die liegen gebliebene Arbeit später aufzuarbeiten.

Im März und April kehrt meine Energie zurück. Und dann, wenn der Frühling fast vorbei ist und der Sommer kommt, bin ich endlich wieder ich selbst.

In Washington scheint der November der Monat zu sein, in dem die Leute anfangen, sich wirklich schlecht zu fühlen. Aber auch das ist von Person zu Person verschieden.

Marias Angstgefühle angesichts der entgleitenden Freuden des Sommers und der bevorstehenden winterlichen Qualen klingt denen, die dieses Gefühl an sich selbst kennen oder bei anderen miterlebt haben, wohlvertraut.

Henry Adams, der berühmte Chronist des amerikanischen Lebens, schrieb im November 1869 in Washington einen Brief an Charles Milnes Gaskell, der seine Novemberstimmung widerspiegelt. Seine Worte weisen eine bemerkenswerte Ähnlichkeit zu den Gefühlen auf, die mir Patienten mit SAD viele Male geschildert haben:

Lieber Boy!

Ich setze mich hin und schreibe Dir einen Brief, nicht weil ich von Dir eine Antwort auf meinen letzten bekommen hätte, sondern weil es einer der nassesten, nebligsten und trostlosesten Novemberabende ist, die man sich vorstellen kann, und ich, wie immer, wenn die Sonne nicht scheint, so außer mir bin, wie es ein Mensch nur sein kann, und ich diesen Zustand doch durchleben muss ... Diese Zeit des Jahres liegt mir wie ein Mühlstein auf der Seele. Meine Nerven versagen, meine Zähne schmerzen und mein Mut fällt in die bodenlose Tiefe der Unendlichkeit. Der Tod schleicht um mich herum [...]

Im Dezember, Januar und Februar würden sich die meisten Patienten mit SAD am liebsten in Mäuse oder Murmeltiere verwandeln, sich einigeln und schlafen.

Man könnte diese Monate mit Recht als SAD-Monate bezeichnen. Im März, April und Mai folgt eine Übergangsperiode.

Die Betroffenen kommen auf unterschiedliche Weise aus ihrem Wintertief heraus. Manche gleiten ohne größere Widerstände durch den April und Mai hindurch und fühlen sich im Juni und Juli wohl und heiter. Andere erleben das Frühjahr als unberechenbares Auf und Ab, vor allem wenn sie an einem Ort wohnen, in dem das Wetter wolkenverhangen, stürmisch und unvorhersehbar sein kann. Wieder andere geraten in einen ausgelassenen Zustand und fühlen sich »aufgedreht« oder »high«.

Manchmal kann dieser Zustand exzessiver Energie, den Mediziner als »Hypomanie« bezeichnen, ein Problem für sich darstellen. Eine letzte Gruppe von SAD-Patienten taucht nie richtig aus der Winterdepression auf und fühlt sich das ganze Jahr über latent niedergeschlagen, wobei die Störungen im Sommer weniger ausgeprägt sind.

Fallgeschichten

Im Folgenden lernen Sie fünf SAD-Patienten kennen, deren Symptome das volle Spektrum saisonabhängiger Veränderungen umfassen. Die drei ersten Patienten, Martina, Karl-Heinz und Angela, leiden unter schwächeren und relativ weit verbreiteten Formen von SAD. Bei den beiden nächsten Patienten, Patrizia und Alan, sind die Symptome wesentlich stärker ausgeprägt. Patrizia und Alan nahmen deshalb über mehrere Jahre hinweg am Seasonal Studies Program des National Institute of Mental Health (NIMH) teil. Derart ernst zu nehmende Symptome sind zwar eher selten anzutreffen, gerade sie aber beeinträchtigen das Leben der Betroffenen besonders stark und müssen erkannt und behandelt werden.

Martina: Licht zum Leben

Martina ist eine attraktive Frau Mitte vierzig, die im Zusammenhang mit der Karriere ihres Mannes mehrmals in Deutschland umzog und nun in Wien lebt. Bereits in Deutschland hörte sie von der Lichttherapie, brachte sie jedoch mit ihren eigenen Schwierigkeiten, die sich jeweils im Herbst und Winter einstellten, nicht so weit in Verbindung, dass sie einen Therapeuten aufsuchte.

Als sie über die Medien vom Aufbau einer Forschungsgruppe um Prof. Kasper am Allgemeinen Krankenhaus der Stadt Wien (AKH) erfuhr, wagte sie den Schritt zum Psychiater.

Sie berichtete, dass schon in der Zeit im Ruhrgebiet die dunkle Jahreszeit immer die schlimmste für sie gewesen sei. Einladungen, die der Beruf des Mannes mit sich brachte, wurden jeweils nur im Sommer durchgeführt, da sie im Winter eine sehr schlechte Gastgeberin war und keine Lust hatte, sich mit anderen Menschen zu treffen. In den Wintermonaten ließ ihre Produktivität deutlich nach. Sie schlief lange, sagte Termine ab und saß einen großen Teil des Tages depressiv zu Hause herum. Der Ehemann machte sich Sorgen um sie und brachte es mit seinem Rhythmus als leitender Angestellter und der daraus resultierenden starken beruflichen Anstrengung in Verbindung. Die Symptomatik wirkte sich besonders dann lähmend aus, wenn sie eigentlich Optimismus und Energie ausstrahlen sollte.

Manche Antidepressiva können die Müdigkeit noch verstärken.

Schon in Deutschland konsultierte sie auf Drängen von Freunden einen Psychiater, der ihr ein so genanntes trizyklisches Antidepressivum (Amitriptylin) in niedriger Dosierung verschrieb. Das führte dazu, dass sie sich noch müder fühlte, an Gewicht zunahm und sich darin bestätigt fand, dass man ihr nicht helfen könne und dass dies eben ihr Charakter sei. In Wien trat sie erstmals in ein Behandlungsprogramm mit Lichttherapie ein und konnte bereits nach drei Tagen eine Aufhellung der Stimmung und eine Steigerung ihres Antriebes feststellen. Es ist ihr nun möglich, gesellschaftlichen Verpflichtungen auch in den dunklen Monaten nachzugehen, und nach zweijähriger Lichttherapie ist sie dabei, eigene Interessensgebiete auch in der dunkleren Jahreszeit weiterzuverfolgen, was ihr früher auf Grund der Antriebsarmut verwehrt war.

Karl-Heinz: Licht und Arbeitsplatz

Karl-Heinz, Mitte dreißig, ist Angestellter einer Sparkasse in Wien und hat das Pech, dass er seiner Arbeit in fensterlosen Räumen nachgehen muss.

Das moderne Gebäude ist zwar mit allen Raffinessen der Bürokunst ausgestattet, die Mitarbeiter am Schalter und insbesondere beim Kundendienst sitzen jedoch in Räumen mit einer deutlich reduzierten Helligkeit. Auch er wurde durch die Medien darauf aufmerksam, dass sich die Psychiatrie auch mit so genannten »milderen Fällen«, wie er sich selbst einschätzte, beschäftigt.

Der Professor und die attraktive Oberärztin, die er im Fernsehen sah, nahmen ihm die Scheu und machten ihm klar, dass Psychiatrie nicht mit Zwangsjacke und starker Medikation gleichzusetzen ist.

Im Gespräch schildert er charakteristisch, dass er bereits vor seinem zwanzigsten Lebensjahr bemerkt habe, dass es ihm im Frühjahr und Sommer viel leichter gefallen sei, sowohl beruflichen als auch sportlichen Tätigkeiten nachzugehen. Er sei wegen seiner Herbst-/Wintermüdigkeit und den depressiven Verstimmungen, die mit Selbstwertzweifeln einhergingen, krank geschrieben gewesen, er habe aber gemerkt, dass die Symptome im Lauf der Jahre zugenommen haben. Im Vordergrund stand dabei der Energiemangel sowie das vermehrte Verlangen nach Süßigkeiten. Darüber hinaus habe er bemerkt, dass er in den Herbst- und Wintermonaten reizbarer sei und dass er mit Kundenaufträgen größere Schwierigkeiten habe. Dies hatte bereits zu ernsteren Gesprächen mit seinen Vorgesetzten geführt.

Es wurde ihm angeraten, eine Lichtbox in die Arbeit mitzunehmen und in dem fensterlosen Raum aufzustellen.

Dies hat er sich jedoch auf Grund der Außenrepräsentanz der angesehenen Bank nicht getraut und er hatte sogar Sorge, dass dies zu seiner Entlassung führen könnte. Er hat daher den Weg gewählt, jeweils in den Morgenstunden eine halbe Stunde Lichttherapie mit einer Intensität von etwa 10.000 Lux durchzuführen. Dadurch hat er die Lebensfreude der Sommermonate zurückgewonnen. Ihm ist vor allem aufgefallen, dass er wieder innere Energie hat und dass die allgemeine Gercizthcit nun fehlt.

Angela: Licht, um zu schreiben

Angela ist eine sechzigjährige Autorin mit einer langen Geschichte von Winterproblemen. Ihre Symptome waren allerdings zu schwach, als dass sie den Diagnosekriterien für SAD entsprochen oder sie veranlasst hätten, medizinische Hilfe zu suchen.

Seit ihrer Kindheit hasste sie den Winter und die Dunkelheit und mied beides, wann immer sie konnte. Sie hatte das Gefühl, im Winter »in eine Art Winterschlaf« zu fallen – sie war weniger kreativ als sonst und »ein bisschen melancholisch«, wenn auch nicht richtig depressiv. Angela hatte ihre Energielosigkeit nie bewusst mit Lichtmangel in Verbindung gebracht. Als sie aber zum ersten Mal von SAD hörte, diagnostizierte sie sofort eine leichte Version der Erkrankung bei sich selbst.

Angela stieß auf die Lichttherapie, als sie für einen Zeitschriftenartikel recherchierte und Dr. Rosenthal zu dem Thema interviewte. Aber erst vier Jahre später, angesichts drängender Termine, unternahm sie etwas gegen ihre eigenen Winterprobleme.

Sie installierte Lichtboxen auf ihrem Schreibtisch, wo sie noch heute stehen. Sowohl im Sommer als auch im Winter schaltet sie während der Arbeit die Lichtboxen ein – zumindest wenn sie sich in Washington aufhält.

In den vergangenen Jahren schrieb Angela mit so großem Erfolg, dass sie sich ein zweites Haus in einer beliebten Gegend in Florida kaufen konnte, wo sie seitdem einen Großteil ihrer Zeit verbringt – und sie ist glücklicher und kreativer als je zuvor.

Patrizia: Einundvierzig grimmige Winter

Patrizia ist eine attraktive, jugendlich wirkende Frau Ende fünfzig mit blauen Augen, heller Haut und silbergrauem Haar. Sie arbeitete jahrelang als medizinische Statistikerin, bevor sie in den Ruhestand ging. Sie war zweimal verheiratet und lebt heute allein. Aufgewachsen im Mittleren Westen der USA, hatte sie seit ihrem elften Lebensjahr Probleme mit dem Winter.

Jahr für Jahr glänzte sie im Herbst, am Anfang des Schuljahrs, mit hervorragenden schulischen Leistungen. Mit dem Winter aber kamen die Probleme. Ihre Lehrer, die sie als eine ihrer besten Schülerinnen betrachteten, reagierten auf ihren plötzlichen Leistungsabfall überrascht und entsetzt. Auch ihre Eltern hatten es zunehmend satt, dass ihre Leistungen im Winter ohne ersichtlichen Grund absanken.

Die saisonabhängigen Misserfolge in der Schule wurden immer schlimmer. Obwohl sie in Intelligenztests Werte von über 99 % erreichte, empfand sie sich angesichts ihrer Probleme mit den einfachsten Dingen als Hochstaplerin und bezweifelte die Korrektheit der Testergebnisse; ihre Lehrer, meinte sie, hatten ihr wohl gute Noten gegeben, weil sie sie sympathisch fanden.

Sie ist sich sicher, dass auch ihre Mutter unter SAD gelitten haben musste: Sie schlief im Winter fast den ganzen Tag, im Sommer dagegen war sie lebhaft und energiegeladen. Der Winter war eine traurige Zeit für die ganze Familie, und keiner nahm Patrizias Probleme wahr. Im vorletzten Schuljahr kam es dann zur Krise in Form eines Suizidversuchs.

SAD kann zu Denk- und Gedächtnisstörungen führen.

Die saisonalen Schwankungen setzten sich im Erwachsenenalter fort. Schon im September begann Patrizia, sich auf den Winter vorzubereiten, z. B. indem sie Toilettenpapier und andere unverderbliche Waren für sechs Monate im Voraus einkaufte, »wie ein Eichhörnchen vor dem Winterschlaf«.

Die Veränderungen im Winter belasteten auch Patrizias Beziehungen zu Männern: Während der Winterdepressionen war sie unweigerlich reizbar und überkritisch. Wenn sie im Winter zur Arbeit fuhr, verfluchte sie die anderen Autofahrer und konnte kaum glauben, die gleiche Fahrt im Frühjahr zu genießen. Auf Beziehungen, für die sie im Sommer offen war, legte sie im Winter keinen Wert mehr.

Die Gedächtnisstörungen und Denkblockaden, die Patrizia in der Schule und im Studium zu schaffen machten, verursachten ihr weiterhin Probleme. Sie versäumte es, ihre Alarmanlage einzustellen, vergaß, wo sie die Schlüssel hingelegt hatte und machte Fehler, die ihr im Sommer nie passiert wären.

Hausarbeiten zogen sich im Winter endlos hin, und komplexe Aufgaben, die sie im Frühjahr und Sommer leicht löste, waren in den Wintermonaten ein Ding der Unmöglichkeit. Ihre Fehler beunruhigten und irritierten sie, und wie einst in der Schule bezichtigte sie sich der Hochstapelei.

Dazu kam, dass sie im Winter mehr aß als im Sommer, vor allem Kohlenhydrate. Auch ihr Interesse an Sex flaute im Winter ab.

Patrizia unterzog sich drei Jahre lang einer klassischen Psychoanalyse, »fünf Tage in der Woche, Monat für Monat, ausgenommen August«, aber der saisonale Rhythmus ihrer Probleme kam in der Analyse nie zur Sprache. Ihre Winterdepressionen wurden nie in irgendeiner Form behandelt.

Im Sommer dagegen strotzte Patrizia vor überschüssiger Energie. Sie arbeitete bis neun Uhr abends im Garten und ging nie vor zwei ins Bett. Sechs Stunden Schlaf reichten ihr.

Aber nicht ihre Sommereuphorie, sondern ihre Winterdepressionen ließen Patrizia schließlich den Weg zum Seasonal Studies Program des Allgemeinen Krankenhauses der Stadt Wien finden. Sie war gerade dabei, in die November-Depression zu sinken, als ihr das Finanzamt eine Steuerprüfung ankündigte. Der Gedanke, die notwendigen Unterlagen zusammenstellen und vorlegen zu müssen, lösten einen so schweren Depressionsschub aus, dass sie psychiatrische Hilfe suchte. Sie war damals zweiundfünfzig

Jahre alt und hatte seit einundvierzig Jahren regelmäßig an Winterdepressionen gelitten, sie aber nie als solche erkannt. Auf die Frage, wie das möglich war, antwortet sie: »Ich dachte, es sei normal, sich im Winter so zu fühlen.«

Patrizia wurde in den letzten Jahren erfolgreich mit Lichttherapie behandelt und nahm an einer Reihe von Studien zum Thema Lichttherapie teil. Kurz nach Beginn der Behandlung im Januar schaffte sie es, innerhalb einer Woche eine neue Finanzierung für ihr Haus aufzustellen – etwas, wozu sie früher in den Wintermonaten nie fähig gewesen wäre. Sie weiß jetzt, wie wichtig Winterurlaube in der Sonne für sie sind. Sie ist in ein Haus mit großen Fenstern umgezogen und hat es in hellen Farben eingerichtet. Sie hat eine wöchentliche Psychotherapie begonnen, um verschiedene psychologische Fragen zu klären.

Wenn sie darüber nachdenkt, wie das Wissen, an SAD zu leiden und die Lichttherapie ihr Leben verändert haben, zieht Patrizia die folgende Bilanz:

> *Ich muss mich für das, was in den Wintern der Vergangenheit geschehen ist, nicht mehr schuldig fühlen. Es ist befreiend zu wissen, dass SAD eine physische Störung ist, kein persönliches Versagen. Ich gestehe mir jetzt einen gewissen Spielraum zu. Ich muss weniger selbstkritisch sein. Und ich weiß, wie ich meinen Zustand verbessern kann.*

Alan: Himmelhoch jauchzend, zu Tode betrübt

Alan ist Elektroniker, geschieden und Ende dreißig. Mit seinem athletischen Körperbau, seinen dunklen Haaren und den Lachfalten sieht er gut aus, aber seine Einstellung zum Leben ist von Ironie und Zynismus geprägt. Möglicherweise hat diese skeptische Haltung viel mit seinen Winterdepressionen zu tun: Seit seinem siebten Lebensjahr quält Alan sich im Winter mit Problemen. Er geht nicht gern unter Menschen, und Veränderungen im Schlaf- und Essverhalten machen ihm zu schaffen. Als Kind galt er als schwierig und »launenhaft«. Die größten Probleme zeigten sich zunächst in der Schule, wo sich seine Legasthenie im Winter verschlimmerte. Er erinnert sich, wie er Buchstaben und Zahlen vertauschte, die falsche Seite des Blattes beschrieb und nur mit größter Mühe buchstabieren konnte. Trotzdem: Im Sommer und im Herbst kam er damit besser zurecht. Nach und nach lösten die Winterprobleme Panik in ihm aus, überhaupt zur Schule zu gehen, »diese Anstalt, die für mich nichts als ein Ort der Erniedrigung war«.

Als er zwölf war, verweigerte er den regelmäßigen Schulbesuch. Er wurde einem Psychiater vorgestellt und einer Elektrokrampftherapie unterzogen, angeblich, um ihn von seinen »Ängsten, Phobien und seiner Furcht vor der Schule« zu heilen. Die Behandlung erwies sich als ebenso sinnlos wie beängstigend. Mit dreizehn war das Problem so ernst geworden, dass eine Sonderschule in Betracht gezogen wurde; später, als seine Eltern sich einverstanden erklärten, regelmäßig mit ihm einen Psychiater aufzusuchen, stellte ihm der Staat für mehrere Tage in der Woche einen Tutor zur Verfügung. Mit seiner Hilfe war Alan in der Lage, die siebte und achte Klasse zu schaffen. Als er dann ohne den Tutor auskommen musste, schwänzte er die Schule regelmäßig, bis er fünfzehn war. Zu diesem Zeitpunkt war ihm klar geworden, dass seine Probleme nicht nur durch die Schule, sondern auch durch den Wechsel der Jahreszeiten bedingt waren – nach wie vor fühlte er sich im Winter schlecht.

Mit fünfzehn hatte Alan einen Job nach dem anderen und wurde dann schließlich Elektroniker. Mit siebzehn, achtzehn interessierte er sich heftig für Mädchen. Mit neunzehn heiratete er und nach acht Jahren stürmischer Ehe wurde er wieder geschieden.

Diese beruflichen und privaten Turbulenzen wurden in hohem Maße von seinen dramatischen Reaktionen auf den Wechsel der Jahreszeiten diktiert.

Probleme bei seiner Arbeit führten dazu, dass Alan regelmäßig seine Jobs verlor, meistens um Weihnachten herum. Vier oder fünf Monate der Arbeitslosigkeit folgten. In dieser Zeit musste er von seinen Ersparnissen leben.

Wenn das Geld ausging, suchte sich Alan »irgendwelche Jobs«: Er transportierte Klaviere, fuhr LKWs, reparierte Autos, arbeitete als Rausschmeißer in Nachtclubs – ihm war alles recht, solange es sich nicht um Elektroarbeiten handelte. Er war unfähig, die Logik der Schaltungen zu durchschauen, ein Problem zu diagnostizieren und eine Lösung dafür zu finden – Dinge, die ihm in den Sommermonaten mühelos von der Hand gingen.

Im Winter gab es praktisch nichts, was ihm Freude machte. Gelegentlich vergaß er sich und sein Elend für ein paar Minuten, aber es dauerte nicht lange, bis ihn Hilflosigkeit und Verzweiflung erneut überfluteten. Er stand am Straßenrand und dachte daran, in einen Lkw zu laufen; oder er stand auf einem Balkon oder einer Brücke und wollte sich »auf den Asphalt darunter stürzen«.

In einem Winter unternahm Alan dann tatsächlich einen Suizidversuch. Seine Winterprobleme hatten sich zwischen Ende zwanzig und Anfang dreißig verschlimmert, und in diesem speziellen Winter fühlte er sich schlechter als je zuvor – »unfähig, krankenhausreif«. Eines Tages saß er lange Zeit mit dem Lauf eines Gewehrs im Mund da – mit gespanntem Hahn und dem Finger am Abzug. Er weiß bis heute nicht genau, was ihn davon abhielt, abzudrücken.

Mitte März bemerkte Alan eine Veränderung in seinem Zustand, und Mitte April begann er, aus seiner Depression aufzutauchen.

Zwischen Frühjahr und Sommer glitt er »langsam, aber sicher« aus der Depression in einen Zustand der Ausgelassenheit, die sich bis zur Manie steigerte.

Alan hatte zwar eine Verbindung zwischen seinen Stimmungsschwankungen und dem Wechsel der Jahreszeiten hergestellt, diese aber nicht mit dem Licht in Beziehung gesetzt. Dabei hatte Licht ihn schon immer fasziniert: »farbiges Licht, Sonnenlicht, weißes Licht, Reflexionen und das schnell aufblitzende Stroboskoplicht, das in den sechziger Jahren groß in Mode war.« Er hatte sich sogar selbst ein paar Stroboskopleuchten gebaut.

Trotzdem reagierte er skeptisch, als sein Psychiater ihm das Seasonal Studies Program des NIMH vorschlug. Die Lichtbehandlung erschien ihm »als völlig abwegig – ungefähr wie Schockbehandlungen oder Schlafen bei Vollmond. Es war schon eine verrückte Idee.« Aber Antidepressiva, Lithium und Psychotherapie hatten ihm nicht geholfen. Er hatte also nicht viel zu verlieren.

Alan erhielt seine erste Lichtbehandlung im Rahmen einer Studie, die stationär durchgeführt wurde. Er erinnert sich:

Ungefähr am dritten Tag sagte ich zu einer der Schwestern: »Ich fühle mich ganz seltsam, als wäre ich schwerelos.« Als ich an diesem Abend meine Lichtdosis bekam, wusste ich, was ich empfand: Ich fühlte mich wie neu geboren. Es war, als säße ich in einem Zeitraffer und zwei oder drei Monate würden in vier Tage gepresst. Am vierten Tag fragte ich die Krankenschwester, ob sie mich heiraten würde oder so etwas Ähnliches, und am fünften Tag schwebte ich auf Wolke sieben.«

Trotz seiner früheren Skepsis ist Alan heute davon überzeugt, dass das Licht wirklich eine biologische Wirkung auf ihn hat, nicht nur einen Placebo-Effekt. Er wurde im Rahmen des Forschungsprogramms verschiedentlich gebeten, mit der Lichtbehandlung auszusetzen: Jedes Mal kehrten die Depressionen zurück. Sobald er die Lichtbehandlungen wieder aufnahm, stellte sich ihre Wirkung nicht sofort ein, sondern es dauerte ein bis zwei Tage, bis er sich wieder gut zu fühlen begann. Wenn er die Lichtboxen zu lange benutzte, begannen seine Hände und Füße zu kribbeln und er wurde »aufgedreht« und überaktiv.

Alan hat die Lichtboxen in den vergangenen Jahren konsequent eingesetzt und besitzt unterschiedliche Modelle für den Arbeitsplatz, wo es keine Fenster gibt, und für zu Hause. Nach Beginn der Lichtbehandlung konnte er seinen Job mit Erfolg und Ausdauer bewältigen.

Interessanterweise blieben die manischen Symptome im Sommer aus, wahrscheinlich wegen der konstanteren Lichtverhältnisse, die nun in seiner Umgebung herrschen. Seit Alans Stimmung das ganze Jahr über ausgeglichen ist, ist sein Leben einfacher und vorhersehbarer geworden.

Er denkt heute optimistischer als früher und ist zu stabilen und dauerhaften Beziehungen fähig.

Die Bandbreite saisonabhängiger Probleme

Wir wissen heute, dass die meisten Menschen im Zusammenhang mit den Jahreszeiten Veränderungen in ihrer Stimmung und ihrem Verhalten erleben.

Stimmungshoch und tiefes Loch: die Kehrseite der Depression.

Die Bandbreite der damit verbundenen Probleme variiert jedoch enorm. Am einen Ende des Spektrums stehen Patienten wie Patrizia und Alan, deren Leben vor Behandlungsbeginn durch den Einfluss der Jahreszeiten auf Stimmung und Verhalten außerordentlich stark belastet war. Das Leben von Martina und Karl-Heinz wurde durch die Jahreszeiten weniger stark beeinträchtigt. Sie waren im Winter zwar lethargisch, schwermütig, zurückgezogen und unproduktiv, aber weder im Beruf noch in ihren Beziehungen jemals völlig dysfunktional. Und vor allem: Sie hegten keine Suizidgedanken. Trotzdem erfüllten Martina und Karl-Heinz wegen der Schwere ihrer Symptome wie Alan und Patrizia die formalen Diagnosekriterien für SAD.

Angelas Winterprobleme sind dem harmloseren Ende des Spektrums der saisonabhängigen Veränderungen zuzuordnen. Sie suchte weder ärztliche Hilfe noch war sie auffällig depressiv. Aber die Antriebslosigkeit und Dumpfheit, unter denen sie im Winter litt, schmälerten ihre Fähigkeit, kreativ zu schreiben. In ihrem Beruf als Autorin ist das eine ernsthafte Belastung. Obwohl ihre Symptome nicht stark genug waren, um die Diagnosekriterien für SAD zu erfüllen, litt Angela unter »Winter-Blues« oder, wissenschaftlicher ausgedrückt, »subsyndromaler SAD«.

Bei vielen Menschen mit dieser milderen Form der saisonalen Depression verbessert sich wie bei Angela die Lebensqualität, wenn sie mehr natürliches Tageslicht erhalten.

Jeder Betroffene erlebt SAD je nach Persönlichkeit anders.

Bei allen Personen, die in diesem Kapitel beschrieben sind, schlug die Behandlung mit hellem Licht an. Martina, Karl-Heinz, Patrizia und Alan erhielten sie im Rahmen eines formalen Behandlungsplans, während Angela sich zunächst selbst behandelte. Angela hält es heute für einen Fehler, die Behandlung nicht unter ärztlicher Aufsicht begonnen zu haben. Sie wusste nicht, dass sie nicht weiter als einen Meter von den Lampen entfernt sitzen sollte, so dass es einige Zeit dauerte, bis die Behandlung bei ihr anschlug.

Die fünf Menschen, die in diesem Kapitel beschrieben wurden, sind unterschiedliche Individuen mit einer gemeinsamen Eigenschaft – auffälligen physischen und emotionalen Reaktionen auf den Wechsel der Jahreszeiten. Obwohl ihre Symptome allen bekannt vorkommen werden, die unter SAD leiden, erfährt jeder Betroffene die Krankheit je nach seiner Persönlichkeit und Lebenssituation anders. Das folgende Kapitel zeigt Ihnen, wie Sie den Grad Ihrer eigenen saisonalen Abhängigkeit messen können, und ob Ihnen die Lichttherapie nützen kann.

Zusammenfassung

- Männer sind auch häufig von SAD betroffen, suchen aber seltener ärztliche Hilfe.
- Das Spektrum der SAD ist groß. Seien es leichte Stimmungsschwankungen, Unwohlsein oder eine ausgewachsene Depression, die zu beruflichen und sozialen Schwierigkeiten führt: bei all diesen Ausprägungen kann geholfen werden.

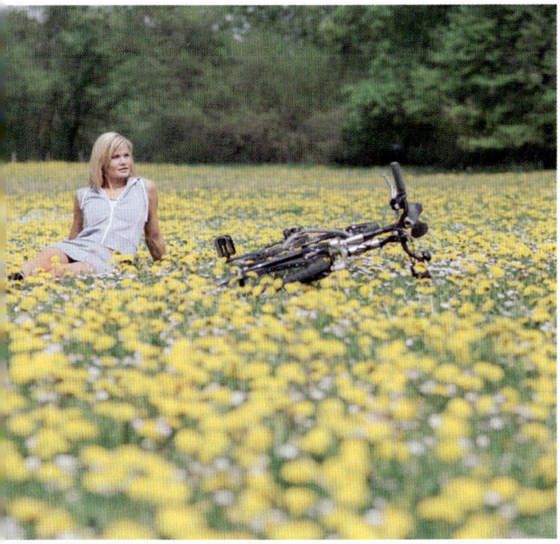

Wie saisonfühlig sind Sie?

»Es ist zweifellos sehr kalt«, sagte Peggotty.

»Jeder muss es spüren«.

»Ich spüre es mehr als andere Leute«, sagte Mrs. Gummidge.

Charles Dickens, »David Copperfield«

Beide Charaktere in diesem kleinen Dialog aus David Copperfield haben auf ihre Weise recht. Zwar reagieren alle Menschen auf extreme saisonale oder klimatische Schwankungen mit physischen und emotionalen Veränderungen, manche Menschen aber erleben diese Veränderungen sehr viel intensiver als andere. Saisonfühligkeit ist oft mit Stimmungs- und Verhaltensveränderungen verbunden und äußert sich von Mensch zu Mensch verschieden. Patienten mit SAD finden sich am einen Ende des Spektrums der Saisonfühligkeit wieder, während Menschen am anderen Ende des Spektrums den Jahreszeitenwechsel kaum spüren. Dieses Kapitel hilft Ihnen, den Grad Ihrer Saisonfühligkeit einzuschätzen, das Muster Ihrer Saisonfühligkeit festzustellen und Ihre Ergebnisse mit den Diagnosekriterien für SAD bzw. Winter-Blues zu vergleichen.

Gemeinsam mit Kollegen am National Institute of Mental Health (NIMH) haben wir vor einigen Jahren mit der Entwicklung einer Skala zur Messung von Saisonfühligkeit begonnen. Daraus ist ein Fragebogen zur Beurteilung von Saisonfühligkeit entstanden, kurz SPAQ (Seasonal Pattern Assessment Questionnaire) genannt. Eine Auswahl von Fragen aus dem SPAQ-Test finden Sie auf den Seiten 20 und 21. Der SPAQ-Test hat sich als wirksames Mittel zur Messung von Saisonfühligkeit in verschiedenen Bevölkerungsgruppen erwiesen. Obwohl Saisonfühligkeit bis zu einem gewissen Grad angeboren ist, hängt sie auch von der Lage des Wohnorts ab. Jemand, der z. B. in Alaska deutliche Anzeichen von Saisonfühligkeit zeigt, würde diese Symptome in Hawaii möglicherweise nicht entwickeln. Um zu einer stabilen und korrekten Einschätzung zu gelangen, müssen Sie beim Ausfüllen des Fragebogens deshalb auf eine Zeitspanne von etwa drei Jahren zurückblicken, in der Sie immer in der gleichen Klimazone gelebt haben. Da sich die Saisonfühligkeit eines Menschen im Lauf der Zeit verändern kann und man sich an die Jahre, die am wenigsten weit zurückliegen, am besten erinnert, sollten Sie drei Jahre aus Ihrer jüngeren Vergangenheit wählen.

SPAQ-Test

Mit diesem Test können Sie herausfinden, wie sich Ihre Stimmung und das Verhalten im Laufe der Zeit verändern. Bitte füllen Sie in den vorgegebenen Kreisen alles aus, was für Sie zutrifft.

1 (12) In welchem Ausmaß verändern sich die folgenden Bereiche mit den Jahreszeiten? (BITTE NUR EINEN KREIS PRO FRAGE AUSFÜLLEN)

	Keine Veränderung	Geringe Veränderung	Mäßige Veränderung	Deutlich ausgeprägte Veränderung	Extrem ausgeprägte Veränderung
A. Schlaflänge	❍	❍	❍	❍	❍
B. Soziale Aktivität	❍	❍	❍	❍	❍
C. Stimmung (Allgemeines Wohlbefinden)	❍	❍	❍	❍	❍
D. Gewicht	❍	❍	❍	❍	❍
E. Appetit	❍	❍	❍	❍	❍
F. Energie	❍	❍	❍	❍	❍

2 (13) Bei den folgenden Fragen bitte alle Kreise für die zutreffenden Monate ausfüllen. Dies kann entweder nur ein einzelner Monat, z. B. ●, eine aufeinander folgende Reihe von Monaten, z. B. ●●●, oder eine beliebige andere Gruppierung von Monaten sein.

Wann fühlen Sie sich...	Jan	Feb	Mär	Apr	Mai	Jun	Jul	Aug	Sep	Okt	Nov	Dez		✻
A. Am besten	❍	❍	❍	❍	❍	❍	❍	❍	❍	❍	❍	❍		❍
B. Nehmen Sie an Gewicht zu	❍	❍	❍	❍	❍	❍	❍	❍	❍	❍	❍	❍		❍
C. Haben Sie am meisten soziale Kontakte	❍	❍	❍	❍	❍	❍	❍	❍	❍	❍	❍	❍		❍
D. Schlafen Sie am meisten	❍	❍	❍	❍	❍	❍	❍	❍	❍	❍	❍	❍		❍
E. Essen Sie am meisten	❍	❍	❍	❍	❍	❍	❍	❍	❍	❍	❍	❍	oder	❍
F. Nehmen Sie an Gewicht ab	❍	❍	❍	❍	❍	❍	❍	❍	❍	❍	❍	❍		❍
G. Haben Sie am wenigsten soziale Kontakte	❍	❍	❍	❍	❍	❍	❍	❍	❍	❍	❍	❍		❍
H. Fühlen Sie sich am schlechtesten	❍	❍	❍	❍	❍	❍	❍	❍	❍	❍	❍	❍		❍
I. Essen Sie am wenigsten	❍	❍	❍	❍	❍	❍	❍	❍	❍	❍	❍	❍		❍
J. Schlafen Sie am meisten	❍	❍	❍	❍	❍	❍	❍	❍	❍	❍	❍	❍		❍

✻ Bitte hier markieren, wenn kein bestimmter Monat (keine Reihe von bestimmten Monaten) regelmäßig herausragt.

Abbildung 1: Fragebogen zur Beurteilung Ihrer Saisonfühligkeit (in Anlehnung an das Seasonal Pattern Assessment Questionaire (SPAQ) von N. E. Rosenthal, G. Bradt und T. Wehr). Übersetzung ins Deutsche von S. Kasper.

3 (14) Bitte benutzen Sie die unterhalb aufgeführte Skala und geben Sie an, wie Sie sich bei den verschiedenen Wetterbedingungen fühlen. (nur 1 Antwort pro Frage möglich)

- -3 = sehr schlecht oder ausgeprägt verlangsamt
- -2 = mäßig schlecht / verlangsamt
- -1 = geringgradig schlecht / verlangsamt
- 0 = kein Effekt
- +1 = Stimmung oder Energie ist geringgradig verbessert
- +2 = Stimmung oder Energie ist mäßig verbessert
- +3 = Stimmung oder Energie ist deutlich verbessert

	-3	-2	-1	0	+1	+2	+3		weiß ich nicht
A. Kaltes Wetter	❍	❍	❍	❍	❍	❍	❍	oder	❍
B. Heißes Wetter	❍	❍	❍	❍	❍	❍	❍		❍
C. Feuchtes Wetter	❍	❍	❍	❍	❍	❍	❍		❍
D. Sonnige Tage	❍	❍	❍	❍	❍	❍	❍		❍
E. Trockene Tage	❍	❍	❍	❍	❍	❍	❍		❍
F. Graue, wolkenverhangene Tage	❍	❍	❍	❍	❍	❍	❍		❍
G. Lange Tage	❍	❍	❍	❍	❍	❍	❍		❍
H. Hoher Pollengehalt	❍	❍	❍	❍	❍	❍	❍		❍
I. Tage mit Nebel oder Smog	❍	❍	❍	❍	❍	❍	❍		❍
J. Kurze Tage	❍	❍	❍	❍	❍	❍	❍		❍

4 (15) Wie viel schwankt Ihr Körpergewicht im Laufe des Jahres?

0 – 2 kg ❍	2 – 3 kg ❍	4 – 5 kg ❍	6 – 7 kg ❍	8 – 10 kg ❍	über 10 kg ❍

5 (16) Wie viele Stunden schlafen Sie (ungefähr) in einer 24-Stunden-Zeitspanne in der angegebenen Jahreszeit (einschließlich Nickerchen)?

Winter	(21. 12. – 20. 03.)	0	1	2	3	4	5	6	7	8	9	10	11	12	13	14	15	16	17	18	mehr
Frühjahr	(21. 03. – 20. 06.)	0	1	2	3	4	5	6	7	8	9	10	11	12	13	14	15	16	17	18	mehr
Sommer	(21. 06. – 20. 09.)	0	1	2	3	4	5	6	7	8	9	10	11	12	13	14	15	16	17	18	mehr
Herbst	(21. 09. – 20. 12.)	0	1	2	3	4	5	6	7	8	9	10	11	12	13	14	15	16	17	18	mehr

6 (17) Haben Sie in der Auswahl der Nahrungsmittel jahreszeitliche Unterschiede bemerkt?

Nein ❍ | Ja ❍ ______

7 (18) Stellen die Veränderungen, die die verschiedenen Jahreszeiten mit sich bringen ein Problem für Sie dar?

Nein ❍ | Ja ❍ — Wenn ja, ist dieses Problem: gering ❍ | mäßig ❍ | deutlich ❍ | schwer ❍ | invalidisierend ❍

Aus Platzgründen konnten die Punkte 1 bis 11 aus dem Originalfragebogen nicht abgedruckt werden, da sie lediglich statistische Angaben enthalten. Die Nummerierung der Testfragen wurde gegenüber dem Originalfragebogen geändert. In Klammer steht die Nummer des Originalfragebogens.

Anweisungen für das Ausfüllen des SPAQ-Tests

Ziel des auf den Seiten 21 und 21 abgebildeten SPAQ-Tests ist es, herauszufinden, wie sich Ihre Stimmung und Ihr Verhalten im Lauf des Jahres verändern.

Bitte kreuzen Sie alle relevanten Felder an.

Wie Sie den SPAQ-Test auswerten

1. So ermitteln Sie das Muster Ihrer Saisonfühligkeit: Das Muster Ihrer Saisonfühligkeit ergibt sich aus Ihren Antworten auf Frage 2. Dort werden Sie gefragt, in welchen Monaten des Jahres Sie sich am besten und am schlechtesten fühlen, am meisten und am wenigsten essen, am deutlichsten zu- oder abnehmen, am längsten und am wenigsten lang schlafen und am häufigsten und am seltensten soziale Kontakte pflegen. In der Praxis ermitteln wir das Muster der Saisonfühligkeit nur anhand eines Kriteriums: wann sich ein Patient am besten bzw. am schlechtesten fühlt. Die Antworten auf die anderen Teile der Frage liefern zusätzliche Informationen über weitere typische SAD-Symptome.

- Wenn Sie sich im Dezember, Januar oder Februar am schlechtesten fühlen, haben Sie ein Winter-Muster.
- Wenn Sie sich im Juli oder August am schlechtesten fühlen, haben Sie ein Sommer-Muster.
- Wenn Sie sich in beiden Phasen sehr schlecht fühlen, haben Sie ein Sommer-Winter-Muster.
- Wenn Sie sich in keiner Zeit des Jahres deutlich besser oder schlechter fühlen als sonst, haben Sie ein nichtsaisonales Muster. Darüber hinaus gibt es andere, weniger verbreitete Formen der Saisonfühligkeit. Manche Leute fühlen sich z. B. im Frühjahr besonders schlecht; andere im Frühjahr und Herbst.

2. So stellen Sie den Grad Ihrer Saisonfühligkeit fest: Der Grad Ihrer Saisonfühligkeit ergibt sich aus Ihren Antworten auf Frage 1. Dort werden Sie gefragt, wie stark die folgenden sechs Lebensbereiche von saisonalen Veränderungen betroffen sind: (A) Schlaflänge, (B) Soziale Aktivität, (C) Stimmung (allgemeines Wohlbefinden), (D) Gewicht, (E) Appetit und (F) Energie.

Sie sollten für jeden dieser Lebensbereiche den Schweregrad der Veränderungen angeben.

Fünf Antworten stehen zur Auswahl. Geben Sie sich je nach dem angekreuzten Schweregrad die folgende Punktzahl:

Keine Veränderung	0 Punkte
Geringe Veränderung	1 Punkt
Mäßige Veränderung	2 Punkte
Deutlich ausgeprägte Veränderung	3 Punkte
Extrem ausgeprägte Veränderung	4 Punkte

Um den Grad Ihrer Saisonfühligkeit zu errechnen, addieren Sie die Punkte für alle sechs Lebensbereiche. Auf diese Weise erhalten Sie Ihren Saisonquotienten.

3. So ermitteln Sie, ob saisonale Veränderungen ein Problem für Sie darstellen, und wenn ja, in welchem Ausmaß: Diese Information geht aus Frage 7 hervor. Wenn saisonale Veränderungen ein Problem für Sie darstellen, geben Sie an, ob die Veränderungen gering, mäßig, deutlich ernst oder nivellierend sind.

4. So werten Sie andere Informationen aus, die sich aus dem SPAQ-Test ableiten lassen, ohne sich auf die Punktzahl auszuwirken: Die Antworten auf die Fragen 4, 5 und 6 liefern Informationen darüber, um wie viele Kilogramm Ihr Körpergewicht im Laufe des Jahres schwankt, wie viele Stunden Sie während der verschiedenen Jahreszeiten schlafen und ob sich Ihre Essgewohnheiten mit den Jahreszeiten verändern. Obwohl diese Informationen nicht für die Auswertung herangezogen werden, sind sie für Kliniker und Forscher, die sich mit SAD befassen, von Interesse – und vielleicht auch für Sie.

Wir haben z. B. festgestellt, dass SAD-Patienten angeben, im Winter durchschnittlich 2,5 Stunden länger zu schlafen als im Sommer. Die entsprechenden Zahlen für Menschen mit »Winter-Blues« bzw. für die Durchschnittsbevölkerung im Nordosten der Vereinigten Staaten sind 1,7 bzw. 0,7 Stunden.

Wie Sie Ihre SPAQ-Ergebnisse interpretieren

1. So stellen Sie das Muster Ihrer Saisonfühligkeit fest: Fast die Hälfte der Bevölkerung im nördlichen Teil der USA fühlt sich nach eigener Aussage im Winter besonders schlecht und hat somit ein Winter-Muster. Das Winter-Muster ist umso stärker ausgeprägt, je weiter man nach Norden geht. Beispielsweise fürchten in New Hampshire (42. nördlicher Breitengrad) prozentual mehr Menschen den Winter als in Sarasota, Florida (27. nördlicher Breitengrad). In Gegenden, die näher am Äquator liegen, überwiegt dagegen die Furcht vor dem Sommer. Spätestens auf der Höhe von Sarasota, Florida, berichten mehr Leute von einer Abneigung gegen den Sommer als gegen den Winter, vermutlich wegen der dann herrschenden Hitze und Luftfeuchtigkeit. Wahrscheinlich sind diese Ergebnisse auch auf Europa übertragbar, wenngleich hier kulturelle Besonderheiten – südliche und nördliche Kulturen – speziell zu beachten sind.

Die meisten Befragten mit Winter-Muster geben an, in den Wintermonaten am meisten zu essen, am meisten zu schlafen und am stärksten zuzunehmen und in den Sommermonaten am wenigsten zu essen, am wenigsten zu schlafen und am meisten abzunehmen. Im Sommer fällt es ihnen auch am leichtesten, Kontakte zu pflegen. Umgekehrt bringen sie für Weihnachtsfeiern und Silvesterparties nur schwer die spontane Begeisterung auf wie für Grillfeste im Sommer, wenn sie wirklich gerne unter Menschen sind.

Feste und Feiertage im Winter erscheinen ihnen oft als Last, als Pflichtübung, die man ihnen abverlangt, obwohl sie viel lieber mit einem Teller Süßigkeiten allein gelassen würden. Viele SAD-Patienten entwickeln in den Wintermonaten eine ausgeprägte Vorliebe für Süßigkeiten und Kohlenhydrate.

Mehr noch als die Durchschnittsbevölkerung bevorzugen Patienten mit Winter-SAD im Winter »schweres« Essen (Eintöpfe und Aufläufe), im Sommer dagegen Salate, frisches Obst und Gemüse sowie eiweißreiche Lebensmittel.

Menschen mit einem Sommer-Muster haben nach ihren eigenen Angaben in den Sommermonaten die meisten Probleme. Manchen von ihnen geht es in den Wintermonaten gut, andere – Menschen mit einem Sommer-Winter-Muster – fühlen sich auch in den Monaten Januar und Februar unwohl. Diese letzte Gruppe lebt oft nur im Frühjahr und im Herbst auf. Menschen, die den Sommer nicht mögen, grenzen sich in dieser Zeit am stärksten von anderen Menschen ab. Anders als Winterdepressive neigen sie aber weniger dazu, in der Jahreszeit, in der sie sich am schlechtesten fühlen, zu viel zu essen, zu schlafen und zuzunehmen. Im Gegenteil: Sie essen und schlafen weniger als sonst und verlieren an Gewicht. Wir vermuten, dass mit der Verbreitung der Lichttherapie und der Erwärmung der Atmosphäre durch den Treibhauseffekt die Zahl der Sommerdepressiven prozentual gesehen zunehmen und die der Winterdepressiven sinken wird.

So stellen Sie fest, ob und wie stark Sie betroffen sind.

Für manche Menschen sind saisonale Veränderungen ein Fremdwort. Sie geben bei Frage 2 typischerweise an, keine der aufgeführten saisonalen Veränderungen an sich zu bemerken. Oft fällt es ihnen schwer zu verstehen, warum saisonfühlige Freunde und Verwandte so extrem auf Kälte oder Wärme, drückende Schwüle oder einen wolkenverhangenen Himmel reagieren. Vielleicht sind sie auch versucht, diese vermeintliche Überempfindlichkeit als Charakterfehler zu werten. Menschen ohne jede Neigung zur Saisonfühligkeit sollten wissen, dass sie mit einer Konstitution gesegnet sind, die sie vor saisonalen Veränderungen schützt; dies ist ein Geschenk der Natur, keine moralische Tugend.

Es ist für SAD-Patienten typisch, im Winter mehr zu essen, zuzunehmen und zu schlafen. Dieses Muster tritt auch in der Durchschnittsbevölkerung auf.

Was Menschen mit SAD oder Winter-Blues von der Durchschnittsbevölkerung unterscheidet, ist ihr im Vergleich zur Gesamtbevölkerung höherer »Saisonquotient«.

2. So ermitteln Sie Ihren Saisonquotienten: Der Saisonquotient basiert auf sechs Faktoren. Sie können für jeden Faktor zwischen 0 und 4 Punkte erhalten. Der Saisonquotient hat somit eine mögliche Bandbreite von 0 bis 24. Die Faktoren, aus denen sich der Quotient zusammensetzt – Schlafdauer, soziale Aktivität, Stimmung, Gewicht, Appetit und Energie – unterliegen jahreszeitlichen Schwankungen. Das gilt v. a. für SAD-Patienten, aber auch weniger stark Betroffene und die Durchschnittsbevölkerung sind nicht dagegen gefeit. Der Saisonquotient reflektiert, wie stark diese Schwankungen sind.

Der durchschnittliche Saisonquotient liegt zwischen 4 und 7 Punkten. Wenn Sie einen Quotienten zwischen 8 und 11 erreichen, fallen Sie vermutlich in die Kategorie der »subsyndromalen SAD«, also des »Winter-Blues« oder »Februar Verdrusses«; wenn Ihr Quotient 11 oder mehr beträgt, erfüllen Sie möglicherweise die formalen SAD-Diagnosekriterien. Detaillierte Anhaltspunkte, die Ihnen helfen, Ihren Zustand genauer abzuschätzen, sind weiter hinten in diesem Kapitel in Tabelle 1 dargestellt. Menschen mit einem höheren Saisonquotienten empfinden den Wechsel der Jahreszeiten mit höherer Wahrscheinlichkeit als Problem (siehe Frage 3). Ihre Gewichtsschwankungen, ihr Schlafbedürfnis (siehe Fragen 4 und 5) und auch ihre Essvorlieben (siehe Frage 6) hängen meist stärker von den Jahreszeiten ab.

Der Saisonquotient kann sich im Lauf der Zeit verändern und hängt u. a. von der Gegend ab, in der Sie wohnen. Wenn Sie Winterprobleme haben, ist Ihr Saisonquotient wahrscheinlich umso höher, je weiter nördlich Sie leben. Für Menschen, die unter dem Sommer leiden, gilt das genaue Gegenteil.

Nach einer Querschnittsstudie, die wir zusammen mit mehreren Kollegen im Rahmen des Seasonal Studies Program am NIMH durchgeführt haben, ist der Saisonquotient am höchsten bei Frauen Ende dreißig und nimmt mit zunehmendem Alter wieder ab. Bei Männern wurde keine so auffällige, altersbedingte Veränderung des Saisonquotienten festgestellt.

Wir wissen bisher noch nicht, warum manche Menschen stärker zu Saisonfühligkeit neigen als andere. Es gibt aber Hinweise dafür, dass die Neigung zu SAD in der Familie liegen könnte. Möglicherweise drückt sich die genetische Anfälligkeit für Saisonfühligkeit als Anomalie der visuellen Informationsverarbeitung oder bestimmter lichtsensitiver Bereiche des Gehirns aus.

3. So stellen Sie fest, ob saisonale Veränderungen ein Problem für Sie darstellen und wenn ja, in welchem Maße: Die Antwort auf diese Frage hängt mit Ihrem Saisonquotienten zusammen. Je höher Ihr Quotient ist, desto höher ist die Wahrscheinlichkeit, dass Sie der Wechsel der Jahreszeiten belastet. Fast alle Personen, die als SAD-Patienten oder Patienten mit subsyndromaler SAD in die Programme des NIMH aufgenommen wurden, betrachten ihre saisonalen Veränderungen zumindest als etwas problematisch. Etwa 25 % des befragten Bevölkerungsquerschnitts im Norden der USA erleben den Wechsel der Jahreszeiten als belastend.

Wann ein Arztbesuch ratsam ist.

Die meisten der Befragten berichten eher von Winter- als von Sommerschwierigkeiten und könnten während der Wintermonate von mehr Licht in ihrer Umgebung profitieren.

Im folgenden Abschnitt können Sie feststellen, ob Sie unter einem der beiden Zustände leiden, bei denen helles Tageslicht Abhilfe schaffen kann: SAD oder Winter-Blues.

Sie sollten dabei allerdings beachten, dass der SPAQ-Test als Instrument für Feldstudien und die Überprüfung von Patienten in einem klinischen Umfeld entwickelt wurde – nicht als Diagnosetest. Aus diesem Grund sollten Sie die Diagnose nicht allein auf die Testergebnisse stützen.

Wenn Sie nach dem Ausfüllen des Fragebogens zu dem Schluss kommen, dass der Wechsel der Jahreszeiten ein ernsthaftes Problem für Sie darstellt, raten wir, das Ergebnis im Detail zu analysieren. Mit Hilfe der Anhaltspunkte auf den folgenden Seiten können Sie feststellen, ob ein Arztbesuch angezeigt ist.

Wie Sie mit dem SPAQ-Test feststellen, ob Sie unter SAD oder Winter-Blues leiden

Ihre Antworten auf die Fragen 1 bis 3 des SPAQ-Tests liefern Ihnen grobe Anhaltspunkte dafür, ob Sie unter SAD oder Winter-Blues leiden. Denken Sie daran: Die beiden Störungen lassen sich nicht klar voneinander abgrenzen. Wenn Sie in einer Klimazone wie Südkalifornien unter Winter-Blues leiden, kann daraus nach einem Umzug in eine nördlichere Gegend wie Michigan leicht ein ausgewachsenes SAD-Syndrom werden.

Wenn Sie sich dagegen auf Dauer in einer äquatornahen Klimazone wie den Galapagos-Inseln niederlassen, verschwinden die Symptome möglicherweise ganz. Diagnosekriterien für SAD bzw. Winter-Blues finden Sie in Tabelle 1.

Bei der Entwicklung eines Diagnosekatalogs auf der Basis eines Fragebogens haben wir die Grenzwerte so angesetzt, dass die meisten Personen erfasst werden, bei denen die fragliche Störung auftritt, und die meisten Personen ausgeschlossen werden, bei denen sie nicht auftritt. Die in Tabelle 1 angegebenen Diagnosekriterien, v. a. die für den Winter-Blues, wurden eher eng gefasst: Studien haben ergeben, dass bei manchen Personen, die die Diagnosebedingungen nicht erfüllen, in der klinischen Evaluierung dennoch SAD oder Winter-Blues festgestellt wird. SAD-Patienten erfüllen im Allgemeinen zumindest die SPAQ-Kriterien für Winter-Blues; Patien-

	SAD	Winter-Blues
Frage 1 Saisonales Muster: In welchen Monaten fühlen Sie sich am schlechtesten?	Winter-Muster (Fühlt sich in den Monaten zwischen Dezember und Februar am schlechtesten)	Winter-Muster (Fühlt sich in den Monaten zwischen Dezember und Februar am schlechtesten)
Frage 2 Saisonquotient: In welchem Maße verändern sich die folgenden Faktoren im Lauf der Jahreszeiten: Schlafdauer, soziale Aktivität, Stimmung, Gewicht, Appetit und Energie? (Ermitteln Sie den Quotienten wie oben angegeben.)	11 oder mehr	8 – 10
Frage 3 Stellen saisonale Stimmungs- und Verhaltensänderungen ein Problem für Sie dar? Falls ja, ist das Problem schwach, mäßig, deutlich ausgeprägt, ernsthaft oder lähmend?	Ja	mindestens mäßig

Tabelle 1: Diagnosekriterien für SAD und Winter-Blues auf der Grundlage des SPAQ-Tests

ten mit Winter-Blues dagegen können schon einmal durch das Raster des SPAQ-Tests fallen. Menschen beurteilen sich mehr oder weniger streng; dies kann die Diskrepanzen zwischen Selbsteinschätzung und klinischer Evaluierung zum Teil erklären. Es kann also vorkommen, dass Ihre SPAQ-Ergebnisse Ihrem Gefühl widersprechen, unter SAD oder Winter-Blues zu leiden. Denken Sie in diesem Fall daran, dass der SPAQ-Test nur Anhaltspunkte liefert, keine hieb- und stichfeste Diagnose. Tabelle 2 zeigt, wie Kliniker SAD und Winter-Blues diagnostizieren und gibt Ihnen vielleicht zusätzliche Hinweise dafür, ob Sie möglicherweise unter einer der beiden Störungen leiden.

Die Bedeutung Ihrer SPAQ-Ergebnisse

Das Wissen um Ihre Saisonfühligkeit und deren Muster hat einen praktischen Wert, weil Sie daraus ableiten können, mit welcher Wahrscheinlichkeit mehr Licht in Ihrem täglichen Umfeld Ihr Wohlbefinden verbessern kann.

Viele Forschungsstudien haben gezeigt, dass mehr Tageslicht den meisten Menschen mit ausgeprägten Winterproblemen gut tut. Neuere Studien haben nachgewiesen, dass das gleiche auch für Menschen gilt, die unter »Winter-Blues« leiden (siehe Seite 57).

	SAD	Winter-Blues
Die Veränderungen im Winter halten mindestens vier Wochen an.	Ja	Ja
Die Winterprobleme treten regelmäßig auf (mindestens zwei Jahre hintereinander).	Ja	Ja
Einschränkung der Funktionsfähigkeit im Berufs- oder Privatleben.	Erheblich (deutlich gesunkene Produktivität; ausgeprägte Interesse- und Freudlosigkeit; Rückzug von Freunden und Verwandten; auffällige Veränderungen des Energiehaushalts, Schlafverhaltens oder Gewichts)	Schwach (weniger kreativ; etwas weniger produktiv; weniger lebensfroh; gesunkenes Interesse, unter Menschen zu gehen; Etwas weniger Energie oder lästige Gewichtszunahmen
Wegen der Winterprobleme wurde ein Arzt oder Therapeut aufgesucht (bzw. dies wurde von Außenstehenden vorgeschlagen).	Ja	Nein
Der Befragte fühlte sich im Winter mindestens zwei Wochen lang sehr niedergeschlagen oder depressiv.	Ja	Nein

Tabelle 2: Klinische Kriterien zur Unterscheidung von SAD und Winter-Blues

Demgegenüber haben wir in einer Reihe von Studien am NIMH gezeigt, dass die Lichttherapie zur SAD-Behandlung bei Menschen mit geringen oder keinen saisonalen Veränderungen die Stimmung aller Wahrscheinlichkeit nach nicht hebt. Manche der Behandelten haben sogar festgestellt, dass sie sich nach der Lichttherapie weniger wohl fühlen als davor!

Wann ein Arztbesuch angeraten ist

Es ist wahrscheinlich, dass in Zukunft immer mehr Menschen relativ subtile saisonale Beschwerden bei sich wahrnehmen und versuchen werden, diese durch Veränderungen ihrer Lichtumgebung in den Griff zu bekommen. In jedem Fall brauchen Sie medizinische Hilfe, wenn eines der folgenden Symptome auftritt:

1. Erhebliche Beeinträchtigung Ihrer Funktionsfähigkeit

Beispielsweise sollten Sie Hilfe suchen, wenn im Beruf Probleme wie die folgenden auftreten:

- Es fällt Ihnen schwer, regelmäßig pünktlich zur Arbeit zu kommen.
- Ihre Denk- und Konzentrationsfähigkeit ist deutlich gesunken.
- Sie haben Mühe, Aufgaben zu bewältigen, die früher kein Problem für Sie dargestellt haben.

Auch in Ihrem Privatleben können Probleme auftreten. Möglicherweise kapseln Sie sich ab, weil Sie allein sein wollen. Dies kann die Beziehung zu Ihrer Familie oder zu Freunden belasten. Vielleicht empfindet Ihr Partner Sie als distanziert und unzugänglich.
Ein weiteres Anzeichen für reduzierte Funktionsfähigkeit ist gegeben, wenn Sie häufiger mit der Bezahlung von Rechnungen und anderen notwendigen Verpflichtungen im Rückstand sind.

2. Deutliche Gefühle der Depression

Dazu gehören z. B.:

- regelmäßige Gefühle von Traurigkeit oder Weinkrämpfe
- Gefühle, das Leben sei nicht lebenswert oder der Wunsch, morgens nicht aufwachen zu müssen
- negative Gedanken über sich selbst – das Gefühl, schlecht, inkompetent, unzuverlässig, ein Hochstapler zu sein, die man in anderen Jahreszeiten als unzutreffend empfinden würde
- anhaltende Schuldgefühle, Zukunftsangst

3. Deutliche körperliche Beschwerden

Störungen dieser Art können sich z. B. so ausdrücken:

- Sie brauchen täglich ein paar Stunden mehr Schlaf als sonst oder es fällt Ihnen schwer, morgens aufzuwachen.
- Sie würden am liebsten einen Großteil des Tages im Bett verbringen.
- Sie haben das Gefühl, die Kontrolle über Ihr Essverhalten und Ihr Gewicht verloren zu haben.

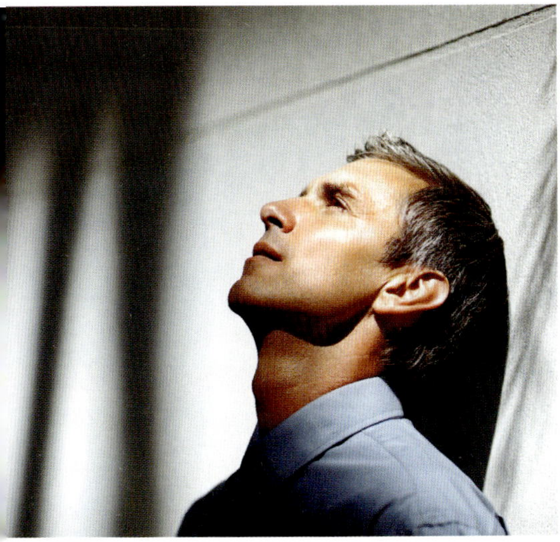

Alle diese Symptome sind Anzeichen dafür, dass Sie möglicherweise professionelle Hilfe benötigen. Wenn eine Lichttherapie angezeigt ist, sollte die Behandlung von einem dafür qualifizierten Arzt oder Therapeuten überwacht werden. Menschen mit schwachen Winterveränderungen können alternativ auch erst einmal für helleres Licht in der Wohnung oder am Arbeitsplatz sorgen. Das Thema wird im Kapitel »Lichttherapie« ab Seite 65 detaillierter behandelt.

Neben den genannten saisonalen Veränderungen reagieren manche Menschen auch stark auf klimatische Bedingungen. Die meisten Leute genießen sonniges Wetter und hassen graue, wolkenverhangene Tage; fast allen ist Trockenheit lieber als Feuchtigkeit und Nässe. Es ist v. a. das Ausmaß, in dem sie bestimmte Wetter- oder Klimasituationen ablehnen, das die verschiedenen saisonalen Typen voneinander unterscheidet. Winterdepressive blühen an langen, sonnigen Tagen auf und verabscheuen kurze, dunkle Tage. Sommerdepressive dagegen hassen die Hitze, während sie sich an kühlen Tagen wie ein Fisch im Wasser fühlen.

Keine Frage: Es gibt eine Reihe von externen Faktoren, die jahreszeitliche Stimmungsschwankungen oder Veränderungen des körperlichen Wohlbefindens bewirken können, ohne auch nur das geringste mit SAD zu tun zu haben. Menschen mit Allergien z. B. haben zu bestimmten Jahreszeiten besondere Schwierigkeiten. Verschiedene Pollenarten treten jeweils zu anderen Zeiten in hohen Konzentrationen auf, und es hängt von Ihrer jeweiligen Allergie ab, wann Sie sich besonders elend fühlen. Wir wollen damit sagen: Befindlichkeitsstörungen, die sich regelmäßig zu einer bestimmten Jahreszeit einstellen, bedeuten nicht unbedingt, dass Sie unter SAD leiden. Auch psychische oder beruflich bedingte Faktoren können Auslöser für saisonale Probleme sein. Ein Bilanzbuchhalter z. B. wird sich um den Jahresabschluss herum besonders gestresst fühlen, während ein Verkaufsrepräsentant für Klimaanlagen im Sommer besonderen Belastungen ausgesetzt ist. In allen diesen Fällen wirkt der Wechsel der Jahreszeiten wie eine riesige Sortiermaschine, die die Menschen nach ihren individuellen biologischen oder beruflichen Achillesfersen trennt.

Saisonfühligkeit als Dimension menschlicher Erfahrung

In diesem Kapitel wurde Saisonfühligkeit vornehmlich als Krankheit betrachtet, die es zu behandeln gilt. Wir möchten es deshalb nicht versäumen, Folgendes noch einmal klar hervorzuheben: Wir dürfen Saisonfühligkeit nicht nur als Krankheit wie Diabetes oder

Asthma sehen. Vor allem die schwächeren Formen der Saisonfühligkeit geben uns die Möglichkeit, unsere Welt aus wechselnden Blickwinkeln zu erfahren.

Saisonfühligkeit verleiht unserem Leben somit eine Farbigkeit, die die meisten Menschen nicht missen möchten. Es gibt Beweise dafür, dass viele Künstler und Kreative, die im Laufe der Jahreszeiten ausgeprägten Stimmungs- und Leistungsschwankungen unterliegen, darin eine Voraussetzung ihrer Arbeit sehen. Aber selbst für Menschen, die nicht im Kreativbereich tätig sind, kann der jahreszeitlich bedingte innere Perspektivenwechsel eine Quelle der Freude und der Inspiration sein. In diesem Fall besteht natürlich kein Grund, etwas dagegen zu unternehmen. Wenn jedoch bestimmte Jahreszeiten Schmerz und Zerstörung statt Erfüllung bringen, so lautet die gute Nachricht: Wir haben heute eine Möglichkeit, diese Symptome zu lindern.

Zusammenfassung

- Der hier vorgestellte Test dient als erste Orientierungshilfe und Gradmesser der möglichen Saisonfühligkeit.
- Auf Grund der Interpretation der Ergebnisse können weitere Maßnahmen in Angriff genommen bzw. ein Arzt konsultiert werden.
- Stimmungsveränderungen je nach Saison sind nicht nur negativ; sie tragen auch zu einer intensiver erlebten und vielschichtigeren Wahrnehmung der Umwelt bei.

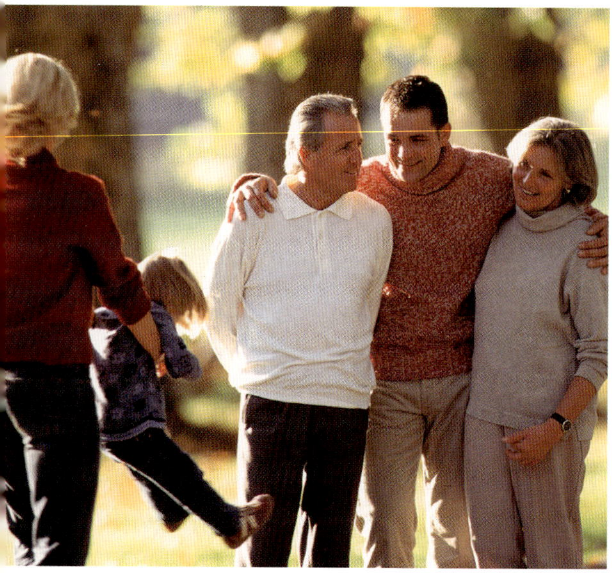

Leitfaden für Betroffene und Eltern

Welche Risikofaktoren machen Menschen dafür anfällig, SAD zu bekommen? Was wissen wir über die biologischen und physiologischen Grundlagen der verschiedenen Symptome? Worin liegt der Unterschied zwischen Winter-Blues und einer voll ausgeprägten saisonabhängigen Depression? Wie äußert sich SAD bei Kindern und Jugendlichen? Wie verbreitet ist das Problem?

Das sind einige der häufigsten Fragen, die im Zusammenhang mit SAD gestellt werden.

Viele von ihnen wurden bereits in den vorhergehenden Kapiteln angesprochen. Leser, die weiterführende Informationen dazu wünschen, finden in diesem Kapitel detaillierte Beschreibungen, die auf unseren klinischen Erfahrungen und den jüngsten Forschungsergebnissen basieren.

Was prädisponiert Menschen, SAD zu bekommen?

SAD-Symptome werden von Umwelteinflüssen hervorgerufen, die auf anfällige Menschen einwirken und zu den bereits beschriebenen Problemen führen. Wenn wir die Auslöser finden, die Symptome der Winterdepression hervorrufen, können wir sie vielleicht verändern. Dieser Gedanke war der entscheidende Ansatzpunkt: Er führte uns zu der Erkenntnis, dass SAD-Symptome auf Lichtmangel zurückgehen und durch die Zufuhr von künstlichem Licht rückgängig gemacht werden können. Darüber hinaus sollten Mediziner und Patienten auch nach einer erfolgten SAD-Diagnose ständig ein Auge darauf haben, ob neue Formen des Lichtmangels auftreten. Überraschenderweise lassen selbst erfahrene Mediziner oder aufgeklärte Patienten ein so simples Erklärungsmuster für eine medizinische Verschlechterung außer Acht. Angenommen, ein SAD-Patient fühlt sich plötzlich an hellen Sommertagen schlecht. Weil es Sommer ist, fällt zunächst weder seinem Therapeuten noch ihm selbst der wahre Grund dafür auf: dass er nämlich einen Großteil des Tages mit Filmentwicklungen in einer Dunkelkammer verbringt. Weitere Umwelteinflüsse, an die man denken sollte, sobald SAD-Patienten Symptome entwickeln, sind psychischer und zwischenmenschlicher Stress.

Wenn ein SAD-Patient Depressionen entwickelt, so liegt das mit großer Wahrscheinlichkeit an einem der drei folgenden Schlüsselfaktoren:

- angeborene Anfälligkeit
- Lichtmangel
- Stress

Angeborene Anfälligkeit

Obwohl SAD in allen Bevölkerungsgruppen auftritt, sind am häufigsten Frauen sowie die Altersgruppe zwischen zwanzig und vierzig davon betroffen. SAD liegt in der Familie, und die meisten Patienten haben zumindest einen engen Verwandten, der irgendwann in der Vergangenheit unter Depressionen (oft SAD) gelitten hat. Eine Patientin mit einer langwierigen SAD-Geschichte aus Tennessee schildert, wie sich SAD in ihrer Familie vererbt hat: »Wir haben festgestellt, dass ich SAD über meine Großmutter väterlicherseits bekommen habe – ihre sieben Söhne haben die Krankheit weitergegeben, und sie tritt heute aktiv bei den Frauen in meiner Generation auf«.

Sind bestimmte Bevölkerungsgruppen stärker von SAD betroffen als andere? Hinter dieser oft gestellten Frage steht der Gedanke, SAD sei evolutionsgeschichtlich gesehen ein Anpassungsmechanismus der Natur. Im hohen Norden, wo die Winter hart und die Versorgung mit Nahrungsmitteln in den kalten Monaten besonders schlecht war, gereichte es den Menschen möglicherweise zum Vorteil, sich im Winter inaktiv zu verhalten, zu viel zu essen, Körperfett zu speichern und sich in ihre Behausungen zurückzuziehen. Vielleicht schonten die SAD-Symptome den Energiehaushalt – wie der Winterschlaf bei den

Bären. Wenn das stimmt, müsste SAD häufiger bei Menschen mit skandinavischer Herkunft – heller Haut, blonden Haaren und blauen Augen – auftreten als bei Menschen mit dunklen Haaren, dunklen Augen und dunklerer Haut, deren Vorfahren in Afrika und an den Küsten des Mittelmeers beheimatet waren. Bis jetzt gibt es dafür keinerlei Hinweise, und wir kennen SAD-Patienten mit unterschiedlichstem ethnischen Hintergrund.

Die Theorie, SAD schone den Energiehaushalt, liefert möglicherweise auch eine Erklärung dafür, dass SAD bei Frauen öfter vorkommt als bei Männern. Es ist gut denkbar, dass der weibliche Körper in primitiven Gesellschaften, in denen die Frauen schwanger, stillend oder kinderhütend am heimischen Herd zurückblieben, als Anpassungsreaktion energiesparende Verhaltensweisen entwickelte. Umgekehrt – so könnte man argumentieren – brauchten die Männer, die auf die Jagd gingen, das ganze Jahr über gleichmäßig viel Energie, um ihren Aufgaben gewachsen zu sein. Allerdings: Es gibt keine unmittelbaren Beweise für Spekulationen dieser Art.

Man könnte deshalb ebenso gut das Gegenteil behaupten und SAD als evolutionären Fehlschlag sehen – als Scheitern der körpereigenen Mechanismen, mit dem Wechsel der Jahreszeiten fertig zu werden. Diese zweite Hypothese wird durch eine Studie von Dr. Andres Magnusson in Island gestützt. Magnusson stellte fest, dass SAD zwar auch in Island vorkommt (siehe weiter unten), dort aber möglicherweise weniger verbreitet ist als in den USA. Man könnte also argumentieren, SAD stehe dem Überleben in sehr nördlichen Breitengraden entgegen und stelle für die Betroffenen einen evolutionären Nachteil dar.

Wie bereits angesprochen, wissen wir nicht, warum Frauen anfälliger für SAD sind als Männer. Es ist aber zu vermuten, dass diese größere Anfälligkeit mit der Sekretion der weiblichen Sexualhormone Östrogen und Progesteron während des Zyklus zusammenhängt. Groß angelegte Studien an Erwachsenen wie auch an Kindern stützen diese Theorie. Wir stellten in einer Untersuchung an Erwachsenen in Maryland fest, dass die Anfälligkeit für saisonabhängige Veränderungen bei Frauen zwischen zwanzig und Mitte vierzig – also Frauen im gebärfähigen Alter – stärker ausgeprägt ist.

Nach der Menopause (wenn die zyklische Produktion weiblicher Sexualhormone stark absinkt), ist die Tendenz zu saisonalen Veränderungen bei Frauen nicht größer als bei gleichaltrigen Männern. Es wäre interessant zu wissen, ob die heute übliche Substitutionsbehandlung, bei der fehlende körpereigene Hormone ersetzt werden, die Häufigkeit beeinflusst, mit der Frauen nach den Wechseljahren saisonabhängige Veränderungen entwickeln. Diese Frage wurde bisher noch nicht erforscht.

Die These, es bestehe eine Verbindung zwischen saisonabhängigen Veränderungen bei Frauen und der Sekretion der weiblichen Sexualhormone, wird auch von einer Studie an Schülern in Maryland gestützt, die Dr. Susan Swedo und ihre Kollegen durchführten.

Junge Mädchen geben an, nach der Pubertät deutlich häufiger unter saisonalen Veränderungen zu leiden. Bei Jungen wurde dagegen keine so eindeutige Verbindung zwischen saisonalen Veränderungen und dem Beginn der Pubertät festgestellt. Möglicherweise prädisponieren weibliche Sexualhormone Betroffene für saisonale Veränderungen, indem sie direkt auf bestimmte Gehirnregionen einwirken.Vieles deutet darauf hin, dass es im Gehirn Rezeptoren für Sexualhormone gibt.

Möglicherweise wirken Hormone auf diese Zentren und rufen bei Frauen und Männern unterschiedliche Reaktionen auf die Form des Lichtentzugs im Winter hervor.

Obwohl Frauen anfälliger für saisonale Veränderungen sind als Männer, leiden die meisten Frauen nicht häufiger als Männer unter den ausgeprägten Symptomen der Saisonfühligkeit, die für SAD-Patienten typisch sind. Unserer Meinung nach gibt es bestimmte genetische Faktoren, die manche Menschen – sowohl Frauen als auch Männer – anfällig für SAD machen. Seit der Entdeckung von SAD haben Mediziner beobachtet, dass das Leiden in der Familie zu liegen scheint. Die Theorie, SAD habe eine genetische Basis, wird durch eine relativ neue Studie von Dr. Pamela Madden und ihren Kollegen unterstützt, bei der mehrere tausend australische Zwillinge befragt wurden. Die Antworten der befragten (eineiigen und zweieiigen) Zwillinge wurden mit Hilfe komplexer mathematischer Berechnungen ausgewertet.

Das Ergebnis: Saisonfühligkeit ist eindeutig auch genetisch bedingt. Allerdings wissen wir bisher noch nicht, welche Gene dafür verantwortlich sind. Angesichts der rasanten Fortschritte beim Verständnis des menschlichen Genoms ist die Identifikation der SAD-Gene aber wahrscheinlich nur noch eine Frage der Zeit.

Die genetische Abhängigkeit wird auch durch molekularbiologische Befunde bei SAD belegt: Es gibt diesbezüglich eine Reihe von Studien, die eine Häufung von psychiatrischen Diagnosen bei Verwandten von SAD-Patienten beschreiben. Besonders häufig scheinen bei Familienangehörigen von SAD-Patienten die SAD selbst sowie nicht-saisonale affektive Störungen vorzukommen.

SAD ist aber mit Sicherheit eine polygenetische Erkrankung und ihr Auftreten lässt sich nur teilweise auf erbliche Ursachen zurückführen. Das heißt, dass im Einzelfall wahrscheinlich eine Kombination mehrerer genetischer Faktoren vorliegt, die bei Einwirkung entsprechender Umwelteinflüsse zum

Am häufigsten betroffen: Frauen zwischen 20 und 40.

Auftreten eines depressiven Syndroms führen kann. Die aus diesen Studien entstandenen Befunde sollten daher nur als Ausgangspunkt zur Erforschung der Ursache der SAD mit anderen Methoden dienen.

Lichtmangel

Der wichtigste Umwelteinfluss, den es zu betrachten gilt, wenn ein SAD-Patient Depressionen entwickelt, ist Lichtentzug in jeder Form. Bei vielen Menschen löst Lichtmangel – unabhängig davon, zu welcher Jahreszeit er auftritt – Gefühle der Energielosigkeit und Niedergeschlagenheit aus, die denen von SAD-Patienten im Winter ähneln. Ein Umzug in eine weiter nördlich gelegene Gegend ist ein häufiger Grund für Lichtmangel und kann eine vorher nie gekannte Winterdepression auslösen. Es ist gut möglich, dass z. B. ein Mensch, der von Italien nach London zieht und im folgenden Winter depressiv wird, nicht etwa Probleme hat, sich an das Großstadtleben anzupassen, sondern unter Lichtentzug und SAD leidet.

Ein anderer, oftmals verkannter Grund für Lichtmangel ist ein Umzug von einem hellen in ein dunkleres Haus. Bei einer dreißigjährigen Sekretärin, die aus einem sonnendurchfluteten Apartment im 20. Stock in eine Erdgeschosswohnung zog, löste der geringere Lichteinfall prompt Depressionen aus.

Besonders im Sommer besteht die Gefahr, dass SAD-Patienten sich für eine zu dunkle Wohnung entscheiden: Dann wirkt das zukünftige Zuhause hell genug, und die Erinnerung an SAD liegt weit zurück.

Der Wechsel von einem gut beleuchteten an einen dunkleren Arbeitsplatz kann ähnliche Probleme aufwerfen. Eine Lehrerin aus Minneapolis schreibt: »In vielen Schulen unserer Gegend werden die Fenster abgedunkelt, um Energie bei der Klimatisierung zu sparen, so dass es das ganze Jahr über so dunkel ist wie sonst nur im Winter. Kein Wunder, dass ich mein Klassenzimmer deprimierend finde, seit die Fenster verkleidet sind; es kommt einfach weniger Licht herein.« Selbst in sonnenreichen Gegenden bekommen Menschen am Arbeitsplatz zu wenig helles Licht ab. Dr. Daniel Kripke und seine Kollegen stellten bei Lichtmessungen in San Diego fest, dass arbeitende Erwachsene nur eine halbe Stunde pro Tag hellem Licht ausgesetzt sind. In den vergangenen Jahren ist die Zahl der fensterlosen Gebäude, bei deren Planung Energieeinsparungen eine wichtige Rolle gespielt haben dürften, enorm gestiegen. Selbst in Büros, die Fenster haben, ist das Glas oft mit lichtabsorbierendem Material beschichtet – auch hier in dem Bemühen, Energie zu sparen. Was dabei leider nicht beachtet wird: Die elektrische Energie wird auf Kosten der menschlichen Energie gespart, zumindest bei Menschen, die unter SAD oder Winter-Blues leiden.

Neben unterschiedlichen Jahreszeiten, Breitengraden und Lichtverhältnissen in Innenräumen können uns bestimmte Wetterlagen Licht entziehen – unabhängig von der Jahreszeit, in der sie auftreten. Es fasziniert uns immer wieder, in den wöchentlichen Sprechstunden für saisonale Störungen Patienten kommen und gehen zu sehen, von denen jeder ein Wetterfrosch ist. Während einer Schönwetterperiode geht es allen gut. Ist der Himmel dagegen seit Tagen wolkenverhangen, klagt jeder über Probleme. Kleine Unannehmlichkeiten werden zum Drama, die physischen und psychischen Symptome nehmen überhand. Nach einer Reihe von Regentagen können auch im Sommer SAD-Symptome auftreten. Umgekehrt kann klares Wetter im Winter zu für die Jahreszeit ungewöhnlichen Remissionen führen.

Wir haben mehrere Briefe aus San Francisco erhalten, wo es häufig so neblig ist, dass in vielen Stadtteilen die Sonne nicht durchkommt. Während es in einer Straße ständig neblig ist, scheint über dem nächsten Hügel die Sonne. Offensichtlich bestimmt das Muster aus Sonne und Nebel die Immobilienpreise mit; angesichts der potentiellen starken Wirkung des Lichts auf die Stimmungslage dürfte das kaum überraschen. Für Menschen, die in den Nebellöchern der Stadt wohnen, könnte es ebenso gut das ganze Jahr Winter sein.

Lichtmangel ist in vielen Teilen der Welt ein Problem. Winterdepressionen waren in den skandinavischen Ländern von jeher ein Teil der Kultur, lange bevor die moderne Medizin SAD als Krankheitsbild beschrieb.

In Island z. B. ist in den mittelalterlichen Heldengedichten von skammdegistunglyndi oder »Depression der kurzen Tage« die Rede. In der norwegischen Stadt Tromsø, die gut 200 Kilometer nördlich des Polarkreises liegt, werden alle möglichen Übel den »mørketi-

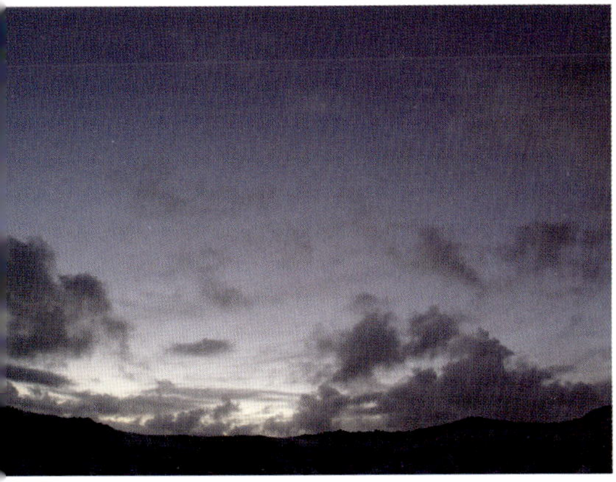

den« oder »düsteren Zeiten« zugeschrieben – den neunundvierzig Tagen totaler Dunkelheit um die Wintersonnenwende herum. Lichtmangel beschränkt sich jedoch nicht auf die Länder, deren lange, dunkle Winternächte legendär sind. Obwohl SAD im Süden möglicherweise weniger weit verbreitet ist, wurde das Krankheitsbild auch in sonnigen Ländern wie Italien und Japan und in der südlichen Hemisphäre – Brasilien, Australien und Südafrika – beschrieben. In den tropischen Ländern mit ihren sonnigen Wintern gibt es häufig eine trübe, nasse Regenzeit, in der die Bevölkerung unter Lichtmangel leidet und SAD-Symptome entwickeln kann. Selbst in Hawaii, wo unserer Vorstellung nach immer die Sonne scheint, haben Kollegen von SAD-Fällen berichtet – besonders bei Bewohnern der Inselteile, die Touristen kaum kennen und die oft wolkenverhangen sind.

Kürzlich hatten wir es mit einem recht ungewöhnlichen Fall zu tun, als ein Ingenieur Anfang sechzig Rat suchte, weil er seit ungefähr drei Jahren unter SAD leidet. Es kommt selten vor, dass bei einem Mann dieses Alters urplötzlich SAD-Symptome auftreten, und er wurde nach all den üblichen Auslösefaktoren befragt. Lebte er erst seit kurzem im Norden, war er in ein neues Haus gezogen oder hatte sich sein Arbeitsplatz verändert? »Nein«, antwortete er.

Erst gegen Ende des Gesprächs kam heraus, dass er vor etwa vier Jahren eine Augenverletzung erlitten hatte, die zu grauem Star geführt hatte. Wegen der Eintrübung der Linse konnte deutlich weniger Licht in das geschädigte Auge gelangen; der Patient bekam weniger Licht, als er brauchte, um SAD-frei zu bleiben.

Es wurden bis jetzt noch keine Studien über die Häufigkeit von SAD bei Menschen mit Sehfehlern durchgeführt. Forschungen in diese Richtung würden sich sicherlich lohnen, denn je besser wir die vielen verschiedenen Wirkungen von Lichtmangel auf die Gehirnfunktionen kennen lernen, desto wahrscheinlicher scheint es, dass wir bei der Behandlung blinder Patienten nicht nur den Verlust der Sehkraft, sondern auch den Verlust anderer Funktionen berücksichtigen müssen, die mit dem Licht zusammenhängen.

Stress

Lichtmangel ist nicht die einzige Umweltbelastung, die im Winter depressive Gefühle auslösen kann. Auch stressverursachende Ereignisse können dazu beitragen. Ein junger Verkaufsrepräsentant z. B. sollte eine Vertriebskonferenz vorbereiten – im Januar, einer Zeit, in der es ihm am schwersten fiel, die Überstunden zu leisten, die mit dieser Großveranstaltung verbunden waren. In den vorhergehenden Wintern hatte er sich recht gut gefühlt, und seine Energie und Produktivität hatten kaum gelitten. In diesem Winter brachte die zusätzliche Verantwortung das Fass zum Überlaufen und löste schwere Depressionen aus.

SAD-Symptome

SAD als Energiekrise

Anni, eine Hausfrau mittleren Alters, bringt es auf den Punkt:

> *Ich bin zwar nicht richtig depressiv, aber es kommt mir vor, als wären alle meine Systeme den Winter über abgeschaltet worden. Ich fühle mich schwer wie Blei und würde am liebsten den ganzen Tag im Bett verbringen. Erst wenn ich etwas tun soll, das über das normale Maß hinausgeht, und ich merke, dass ich unfähig dazu bin, sinkt auch meine Stimmung in den Keller.*

Annis Beschreibung liefert uns einen ganz entscheidenden Hinweis auf die typischen Symptome von SAD und Depressionen im Allgemeinen. Viele Depressionssymptome betreffen nämlich Körperfunktionen wie Schlafen, Essen, Energiehaushalt oder sexuelles Verlangen.

Sind diese Funktionen gestört, treten physische Symptome auf, die ein wichtiges Anzeichen dafür sind, dass jemand unter einer klinischen Depression und nicht nur unter normaler Traurigkeit leidet. Tatsächlich sind die Niedergeschlagenheit und Schwermut, die wir mit Depression assoziieren, nicht die hervorstechendsten Merkmale des Krankheitsbildes.

Die körperlichen Auffälligkeiten sind so wichtig, dass moderne Diagnoseansätze die Diagnose einer Depression nur zulassen, wenn die Krankengeschichte zumindest auf einige physische Symptome hinweist.

Männer und Frauen haben unterschiedliche Symptome

Wie bei der nicht-saisonal gebundenen Depression kommt es auch bei der SAD zu unterschiedlichen Ausprägung bei Mann und Frau, wobei bei beiden Geschlechtern der Antriebsmangel im Vordergrund steht und bei Männern häufig eine niedergeschlagene und gereizte Symptomatik zu beobachten ist, die bei Frauen weniger stark zur Ausprägung kommt. Häufiger kommt es auch bei Männern zu Alkoholmissbrauch, während bei Frauen ein Missbrauch mit entspannenden Medikamenten vom Typ der Benzodiazepine zu beobachten ist.

Veränderungen im Essverhalten

Die meisten Menschen mit SAD essen im Winter mehr. Obwohl sie im Sommer Salate, Obst und leichte Gerichte bevorzugen, verspüren sie im Winter Heißhunger auf Kohlenhydrate: Brot, Pasta, Kartoffeln und Süßigkeiten aller Art.

Viele Patienten geben an, dass sie sich besser und tatkräftiger fühlen, nachdem sie Kohlenhydrate zu sich genommen haben. Laura, eine Musikerin Mitte vierzig, beschreibt, wie sich ihre Essgewohnheiten mit den Jahreszeiten verändern:

> *Im September und Oktober bin ich dauernd dabei, etwas zu essen oder zu knabbern. Ich ernähre mich im Winter hauptsächlich von Pasta, Makkaroni mit Käsesoße, Reisaufläufen und Hühner- und Pilzsuppe – richtig schwerem Essen.*

Zwei Forschungsgruppen haben versucht, die Essgewohnheiten von SAD-Patienten zu unterschiedlichen Zeiten des Jahres zusammenzutragen.

Dr. Judith Wurtmann am MIT und Dr. Anna Wirz-Justice in Basel bestätigen, dass der Verzehr von Kohlenhydraten tatsächlich ansteigt, wie das viele Patienten berichten. Offensichtlich ergibt sich dabei, verglichen mit den Essgewohnheiten der Gesamtbevölkerung, eine Abweichung nach oben. Nach einer Studie, die in der Cafeteria des National Institute of Health durchgeführt wurde, werden im Winter mehr Kohlenhydrate und im Sommer mehr Salate gegessen. Eine jüngere Studie, die in Montgomery County, Maryland, durchgeführt wurde, bestätigt dieses Ergebnis.

Überraschenderweise sagen SAD-Patienten, die Zufuhr von Kohlenhydraten liefere ihnen mehr Energie. Studien an Menschen, die nicht unter SAD leiden, zeigen das genaue Gegenteil. Dr. Bonnie Spring und Dr. Harris Liebermann haben nachgewiesen, dass Kohlenhydrate auf nicht-depressive Menschen eher ermüdend wirken. In einer NIMH-Studie haben wir deshalb Personen mit SAD und nicht-saisonabhängigen Depressionen jeweils eine kohlenhydratreiche Mahlzeit (sechs große Plätzchen) und eine eiweißreiche Mahlzeit (einen Teller Truthahnsalat) vorgesetzt.

Das Ergebnis: Die kohlenhydratreiche Mahlzeit verlieh der Gruppe der SAD-Patienten tatsächlich mehr Energie. Die Patienten hatten also richtig beobachtet. Dagegen fühlte sich die Gruppe der nicht-saisonabhängigen Personen schläfriger als vor der Mahlzeit. Die unterschiedlichen Reaktionen auf Kohlenhydrate deuten auf einen grundlegenden Unterschied in der Gehirnchemie saisonabhängiger und nicht-saisonabhängiger Personen hin.

Wir wissen noch nicht, worin dieser biochemische Unterschied besteht. Antworten dazu können aber möglicherweise Studien über Serotonin liefern. Serotonin ist ein chemischer Botenstoff, der von weitreichender Bedeutung für die Gehirnfunktion ist.

Dr. John Fernstrom und Dr. Richard Wurtman zeigten in Tierversuchen, dass Kohlenhydrate die Produktion von Serotonin im Gehirn ankurbeln. Weitere Studien lassen darauf schließen, dass dieser Mechanismus auch beim Menschen von Bedeutung ist. Möglicherweise ist das instinktive Gefühl, eine Anomalie in der Serotoninkonzentration im Gehirn korrigieren zu wollen, ein Grund dafür, warum SAD-Patienten so versessen auf Kohlenhydrate sind und sie in übergroßen Mengen zu sich nehmen.

Eine starke Gewichtszunahme ist bei SAD nicht selten.

Dr. Rachael Heller und Dr. Richard Heller, die in den 90er Jahren am Mount Sinai Hospital in New York forschen, gehen einen Schritt weiter und bezeichnen den Heißhunger nach Kohlenhydraten als »Kohlenhydratabhängigkeit«. Sie stellten fest, dass kohlenhydratabhängige Menschen wie andere Abhängige nicht nach dem Konsum kleiner Mengen ihrer Droge – kohlenhydratreichen Nahrungsmitteln – zufrieden sind. Portionen, die den Appetit anderer Menschen nach Süßigkeiten und stärkehaltigen Nahrungsmitteln stillen, lösen bei Kohlenhydratabhängigen die Gier nach mehr aus – bis sie schließlich so viele Kalorien konsumiert haben, dass ihr Tagesbedarf weit überschritten ist. Rachael und Richard Heller vertreten die Theorie, dass die Bauchspeicheldrüse bei Kohlenhydratabhängigen zu viel Insulin produziert. Als Folge davon sinkt der Blutzuckerspiegel abrupt ab. Dies wiederum bewirkt die Gier nach weiteren Kohlenhydraten. Es ist nicht bekannt, ob SAD-Patienten als Reaktion auf ihren hohen Verzehr von Kohlenhydraten tatsächlich zu viel Insulin produzieren. Aber wie auch immer: Die Kohlenhydratabhängigkeit, die die Hellers beschreiben, trifft mit Sicherheit auf viele SAD-Patienten zu.

Angesichts der üppigen Ernährung und der verminderten Aktivität in den Wintermonaten ist es kein Wunder, dass SAD-Patienten in dieser Zeit leicht und oft ziemlich dramatisch zunehmen. Ein Arzt, der selbst unter SAD litt, erzählte mir, dass seine Winterhosen zwei Nummern größer sind als seine Sommerhosen. Das ist nicht ungewöhnlich.

Ich kenne Leute, die im Winter an die zwanzig Kilo zunehmen und das Übergewicht im folgenden Sommer wieder komplett abbauen. Leider ist dieser komplette Gewichtsverlust nicht die Regel, so dass manche Patienten von Jahr zu Jahr schwerer werden.

Dieses Hin und Her zwischen Zunehmen und Abnehmen tritt als Nebenwirkung ernsthafter Erkrankungen wie Diabetes, Herzkrankheiten und bestimmter Krebsformen auf.

Veränderungen im Schlafverhalten

Menschen mit SAD berichten ebenso über Veränderungen in ihrem Schlaf- wie in ihrem Essverhalten. Es bereitet ihnen Schwierigkeiten, morgens aufzustehen, pünktlich zur Arbeit zu kommen oder die Kinder für die Schule fertig zu machen. SAD-Patienten schlafen in der Regel länger, fühlen sich aber nach dem Aufwachen nicht leistungsfähig und munter. Sie wachen nachts häufig auf und haben einen leichten Schlaf.

Studien am NIMH haben gezeigt, dass zwischen dem Schlafverhalten von SAD-Patienten und dem Schlafverhalten nicht-saisonabhängiger Menschen tatsächlich Unterschiede bestehen. Mit Hilfe von Elektroenzephalogrammen (EEG) wurde gemessen, dass Menschen mit SAD im Winter länger schlafen. Darüber hinaus dauert eine bestimmte Art des Tiefschlafs, die durch niederfrequente Wellen im EEG gekennzeichnet ist, weniger lang an. Kürzere Tiefschlafphasen und die Tendenz zu vermehrten Durchschlafstörungen im Winter können eine Erklärung dafür sein, dass sich SAD-Patienten trotz des längeren Nachtschlafs tagsüber müde und zerschlagen fühlen.

Verändertes Verlangen nach Sexualität

Bei den meisten SAD-Patienten lässt das sexuelle Verlangen im Winter deutlich nach. Viele Menschen geben an, dass sie weder berührt werden möchten noch sich in irgendeiner Weise um den Partner bemühen wollen; sie möchten sich nur zusammenrollen und allein gelassen werden. Viele Frauen erzählen, in den Winternächten warme, gemütliche Flanellnachthemden zu tragen. Dem Partner signalisieren sie damit vor allem eines: keine Lust auf Sex. Auch bei Männern mit SAD flaut das sexuelle Interesse im Winter oft ab. Für die Partner von SAD-Patienten ist dieses Desinteresse oft schwer zu ertragen. Im Frühjahr und im Sommer, wenn der SAD-Patient dann zu neuem Leben erwacht, muss die Partnerschaft eine neue Balance finden. Das ist oft schwierig: SAD-Patienten vergessen leicht, dass sie monatelang kaum an Sex interessiert waren und wundern sich über die Distanziertheit des Partners. Der Partner, der sich in den Wintermonaten abgewiesen oder zumindest frustriert gefühlt hat, reagiert auf das neu erwachte sexuelle Interesse mit Misstrauen oder Ärger. Spannungen sind unvermeidlich. Sie lassen sich leichter abbauen, wenn man weiß, dass gravierende Veränderungen des sexuellen Verlangens ein typisches SAD-Symptom sind und das Problem offen bespricht.

SAD wirkt sich aber nicht nur im sexuellen Bereich auf die Beziehung aus. Wir wissen, dass Leute, die unter SAD leiden, sich am liebsten in eine geschützte Ecke zurückziehen und allein gelassen werden wollen. Patienten, die im Sommer im Mittelpunkt jeder Party stehen, werden im Winter menschenscheu. Sie gehen Gesprächen aus dem Weg und schlagen Einladungen aus.

Die Energien, die Kontakte zu anderen Menschen erfordern, erscheinen SAD-Patienten als erdrückende Anforderung, die sie möglichst vermeiden möchten. Viele Menschen mit SAD beschreiben sich als Bären im Winterschlaf. Obwohl dieser Vergleich wissenschaftlich gesehen hinkt, vermittelt er doch eine Vorstellung des Gefühls, allein sein zu wollen.

Es leuchtet ein, dass ein solches Verhalten einen hohen Preis hat: Freunde reagieren verärgert. In der Ehe kommt es zu Spannungen, wenn der Partner unter dem Rückzugsverhalten und der Distanziertheit des SAD-Patienten leidet. Liebesbeziehungen zerbrechen – wobei es gut sein kann, dass es die saisonabhängige Person zunächst als willkommene Entlastung erlebt, wenn weniger persönliche und sexuelle Erwartungen an sie gestellt werden. Ich kenne viele saisonabhängige Menschen, die im Frühjahr und Sommer immer wieder neue Beziehungen eingehen, aber unfähig sind, sie über den Winter hinweg aufrechtzuerhalten.

Kognitive Probleme

Die saisonabhängigen Menschen, die Sie in diesem Buch bereits kennen gelernt haben, können ein Lied davon singen, dass Störungen des Denkprozesses zu den beunruhigendsten SAD-Symptomen gehören. Normalerweise laufen Konzentration und Informationsverarbeitung automatisch ab. Wir nehmen sie erst wahr, wenn Störungen auftreten. Bestimmt kennen Sie das Gefühl, nicht mehr klar denken zu können – z. B. wenn Sie sehr müde sind. SAD-Patienten erleben das in den Wintermonaten andauernd. Es fällt ihnen schwer, präzise und schnell zu kombinieren. Es ist für sie anstrengend, wenn nicht sogar unmöglich, die Informationen einzuholen und Fachkenntnisse aufzubieten, die sie für ihre Arbeit oder auch nur für eine Unterhaltung brauchen. Sie sind nicht fähig, den Ereignissen um sie herum zu folgen oder anstehende Aufgaben zu erledigen.

Wenn Isolation und Schwere den Alltag bestimmen.

Bei SAD-Patienten ist die Fähigkeit, sich zu konzentrieren und Informationen zu verarbeiten, im Lauf des Jahres starken Schwankungen ausgesetzt. Was im Sommer eine Kleinigkeit ist und sich im Handumdrehen erledigen lässt, wird im Winter zur Quälerei. Simple

Aufgaben wirken plötzlich wie gigantische Herausforderungen. Viele meiner Patienten klagen darüber, dass ihnen ab Herbstbeginn ständig irgendwelche dummen Fehler unterlaufen. Dieses Problem kann schon bei ganz banalen Anforderungen auftreten. Routinearbeiten wie Einkaufen oder Kochen umfassen mehrere Schritte, die in einer bestimmten Reihenfolge erledigt werden müssen.

»Ich bekomme einfach nichts auf die Reihe!«

SAD-Patienten fühlen sich oft unfähig, ihre Aufmerksamkeit auf die anstehende Aufgabe zu richten – sich an alles zu erinnern, was dazugehört, und die korrekte Abfolge einzuhalten. Viele von ihnen klagen: »Ich bekomme einfach nichts auf die Reihe. Die einfachsten Sachen überfordern mich.« Alle ab Seite 11 vorgestellten Patienten klagten darüber, im Beruf nicht mehr richtig zu funktionieren – Folge eines unseligen Bündnisses aus nachlassender Energie, gesunkener Motivation und v. a. der Schwierigkeit, klar zu denken. Bei Kindern führt diese Kombination von Symptomen zu Schwierigkeiten in der Schule, und diese Probleme sind es, die vielen Eltern als erstes auffallen. Die Wirkung von SAD auf Kinder und Jugendliche wird später in diesem Kapitel ausführlich diskutiert.

Viele Manager und Akademiker mit SAD klagen über ihre Unfähigkeit, anstehende Aufgaben im Winter in Angriff zu nehmen. Antriebslos ziehen sie sich in ihr Büro zurück, schieben Unterlagen auf ihrem Schreibtisch hin und her und geben vor zu arbeiten. Sekretärinnen und Assistenten, die nicht das Glück haben, sich in einem Einzelzimmer abschotten zu können, melden sich oft krank und sagen, sie seien erkältet – Grippe ist als Entschuldigung akzeptabler als Depression.

Aufgaben, die logisches Denken erfordern, fallen den Betroffenen besonders schwer. Manche SAD-Patienten haben aber sogar Mühe, Entfernungen abzuschätzen. Eine Frau erzählt, im Winter beim Autofahren nur mit größter Anstrengung die Entfernung zwischen ihrem Auto und dem vor ihr fahrenden richtig beurteilen zu können. Ein junger Baumchirurg mit SAD verletzte sich beim Absägen eines Astes, weil er dessen Länge unterschätzt hatte.

Dr. John Docherty, der viele SAD-Patienten in Boston und New Hampshire betreut, weist darauf hin, dass SAD eine ganze Reihe berufsbezogener Probleme verursacht und nennt sie in der Reihenfolge ihrer Häufigkeit: nachlassende Konzentrationsfähigkeit, Produktivität, Interessiertheit und Kreativität; die Unfähigkeit, Aufgaben zu Ende zu bringen; zunehmende Schwierigkeiten mit Vorgesetzten, Kunden und Kollegen; mehr Fehlzeiten bis hin zu der Tendenz, Arbeiten einfach liegen zu lassen. Eine besorgniserregende Liste von Problemen.

Aufregende Forschungsergebnisse zum Thema Informationsverarbeitung legten Dr. Connie Duncan und ihre Kollegen am NIMH vor, die die Reaktion auf visuelle Reize durch Messung des Gehirnwellenmusters untersuchten. Ein bestimmter Teil des Kurvenverlaufs korrespondiert mit der Fähigkeit der Versuchsperson, auf einen Reiz zu reagieren. Die Forscher wiesen nach, dass dieser Teil der Gehirnwellen bei SAD-Patienten nach einer erfolgreichen Lichttherapie stärker hervortritt. Diese Veränderung tritt im gleichen Zeitraum auf, in dem der Patient sich besser zu fühlen beginnt und seine gewohnte Denkfähigkeit wiedererlangt. Dr. Charles Mate-Kole im kanadischen Nova Scotia fand heraus, dass SAD-Patienten räumliche Informationen schlechter verarbeiten als nicht-saisonabhängige Personen und z. B. Gesichter weniger gut wieder erkennen.

Es ist für die Patienten sehr beruhigend zu erfahren, dass ihre Denkfähigkeit und deren Veränderung nach der Lichttherapie objektiv gemessen werden kann. Ihre Einsicht wächst, dass ihre kognitiven Probleme mit der Arbeitsweise ihres Gehirns zusammenhängen und kein persönliches Versagen darstellen.

Stimmungsprobleme

Wie bereits erwähnt, machen sich Winterprobleme zunächst oft durch körperliche Veränderungen bemerkbar – lange, bevor sich Gefühle der Traurigkeit einstellen. Manche Menschen nehmen den Wechsel der Jahreszeiten sogar ausschließlich körperlich wahr und fühlen sich zu keinem Zeitpunkt depressiv. Diese Patienten haben Glück im Unglück, denn die emotionalen Aspekte einer Depression gehören zu den schmerzlichsten menschlichen Erfahrungen.

John, ein Ingenieur Anfang fünfzig, ist eine gepflegte Erscheinung mit grauen Haaren und blauen Augen. Wenn er in meinem Sprechzimmer sitzt, versucht er, sich zu beherrschen, wie er es ein Leben lang gelernt hat. Aber die Depression bricht durch die Maske und Tränen rollen über sein Gesicht. Er fühle sich schwermütig, sagt er, ohne zu wissen, warum. Das Leben hat für ihn keinen Sinn mehr. Seine Frau, seine Kinder, sein Beruf geben ihm nichts mehr. Er hat das Gefühl, nur noch eine Last für seine Familie zu sein, der es ohne ihn besser ginge. Er fühlt sich schuldig – er habe versagt und sei ein schlechter Vater und Ehemann gewesen.

John drückt Gefühle aus, die für depressive Menschen typisch sind, und er leidet in der Tat unter schweren depressiven Störungen. Weder seine Familie noch sein Vorgesetzter können seine Meinung nachvollziehen, als Vater, Ehemann und im Beruf versagt zu haben. Ganz im Gegenteil: Sie schätzen ihn als fürsorglich, zuverlässig und engagiert. Ganz offensichtlich stellen Johns Gedanken eine Verzerrung der Realität dar, obwohl er sie selbst als real wahrnimmt. Realitätsverlust ist ein ernstes Warnzeichen für eine schwere Depression.

Angst, wie sie John quält, ist eine typische Begleiterscheinung der Depression und kann ebenso wie Niedergeschlagenheit in der Regel behandelt werden. SAD-Patienten klagen auch häufig darüber, sarkastisch, gereizt und unfreundlich zu anderen zu sein.

Depressive Menschen, SAD-Patienten eingeschlossen, neigen dazu, die Realität zu verzerren, indem sie sich selbst zu Unrecht beschuldigen. Umgekehrt kann sich eine verzerrte Wahrnehmung aber auch darin äußern, dass man andere – oder die eigene Lebenssituation – für Probleme verantwortlich macht, die in Wirklichkeit durch SAD bedingt sind.

Es kommt z. B. vor, dass eine Frau sagt: »Meine Ehe geht kaputt, weil mein Mann rücksichtslos und zu anspruchsvoll ist.« In Wirklichkeit sind ihre Depression und die daraus resultierende Unfähigkeit, auf seine Bedürfnisse einzugehen, der wahre Grund für ihre Eheprobleme.

Oder ein SAD-Patient sagt: »Dieser Job ist nicht das Richtige für mich. Er überfordert mich und gibt mir das Gefühl zu versagen.« Es stimmt zwar, dass ein schwieriger Job

SAD-Symptome verschärfen kann. Meistens aber ist es die Krankheit selbst, die überhaupt erst berufliche Probleme schafft. In solchen Fällen rate ich Patienten, mit wichtigen Entscheidungen zu warten, bis die depressive Phase vorbei ist. Depressive Menschen neigen dazu, Probleme fälschlicherweise auf die äußeren Umstände zurückzuführen.

Übereilte Entscheidungen in einer Phase der Depression erweisen sich deshalb im Nachhinein oft als falsch. Depressive Menschen lösen schwierige private und berufliche Situationen am besten, indem sie zunächst die Depression behandeln lassen und erst danach weitreichende Entscheidungen treffen.

Körperliche Krankheiten und SAD

SAD-Patienten leiden in den Wintermonaten unter allen möglichen körperlichen Problemen – von Rücken- und Muskelschmerzen über Kopfschmerzen bis hin zu verschiedenen Infektionskrankheiten.

Viele Menschen mit SAD fühlen sich, als hätten sie den ganzen Winter lang Grippe. Wir wissen nicht, ob SAD oder Depressionen wirklich die Grippeanfälligkeit erhöhen oder ob sich Patienten, die ohnehin schon unter ihren SAD-Symptomen leiden, einfach nur noch schlechter fühlen, wenn eine körperliche Krankheit hinzukommt.

Fibromyositis, ein Sammelbegriff für schmerzhafte Veränderungen der Muskeln v. a. im Hals- und Schulterbereich, verschlimmert sich typischerweise im Winter, kann mit Schlafstörungen verbunden sein und lässt sich mit Antidepressiva behandeln. Die Forschung spekuliert darüber, ob ein Zusammenhang mit SAD besteht, und es wäre interessant festzustellen, ob die Lichttherapie Erleichterung bringt. Der Gedanke, dass das Gehirn Einfluss auf den menschlichen Körper im Allgemeinen und das Immunsystem im Besonderen ausübt, wird in Wissenschaftskreisen zunehmend akzeptiert und kristallisiert sich als spannendes neues Forschungsgebiet heraus.

Ein möglicher Zusammenhang zwischen SAD und körperlichen Beschwerden muss jedoch erst noch umfassend erforscht werden.

Prämenstruelle Beschwerden

Mindestens die Hälfte aller menstruierenden Frauen mit SAD geben an, im Zusammenhang mit ihrer Periode unter emotionalen und körperlichen Beschwerden zu leiden, meistens in der Woche vor Beginn der Blutung.

Möglicherweise leiden einige der Patientinnen unter dem »prämenstruellen Syndrom« (PMS). Bei manchen Frauen tritt PMS das ganze Jahr über auf, am stärksten aber in den Wintermonaten. Andere kennen PMS nur im Winter. Viele Frauen sagen, dass sie sich in der Zeit vor der Periode so fühlen, als hätten sie SAD.

Die prämenstruelle Phase muss nicht von Monat zu Monat gleich verlaufen. In manchen Zyklen setzt die Blutung unerwartet ein, ohne dass PMS-Symptome vorangegangen sind. Zu anderen Zeiten dagegen können ohne erkennbaren Auslöser plötzlich schwere Probleme auftreten. Ähnlich kann die Schwere der SAD-Anfälle von Zyklus zu Zyklus und von einem Jahr zum anderen variieren.

Hunger nach Licht

Manche Patienten haben den Zusammenhang zwischen Licht und Stimmung erkannt, noch bevor die Lichttherapie medizinisch abgesichert wurde. Eine Frau z. B. setzte sich regelmäßig vor ihre Pflanzenleuchten, weil sie merkte, wie gut ihr das tat. Eine andere spazierte abends durch hell erleuchtete Supermärkte und eine dritte hielt sich so oft wie möglich im gut beleuchteten Kopierraum ihrer Firma auf.

Viele SAD-Patienten haben in den dunklen Wintertagen das Bedürfnis, zu Hause alle verfügbaren Lampen einzuschalten. Die daraus resultierende »Festbeleuchtung« gab in den Familien mancher SAD-Patienten Anlass zum Streit wegen der hohen Stromkosten, weil dem Ehepartner der biologische Grund für den Lichthunger nicht bewusst war.

Auf der Suche nach Licht verbringen manche Menschen instinktiv ihren Winterurlaub in der Sonne – alle Jahre wieder. Andere lassen sich auf Dauer im Süden nieder – gefühlsmäßig, ohne die Bedeutung eines solchen Umzugs für ihre Gesundheit zu kennen.

Aber nicht allen SAD-Patienten wird der Zusammenhang zwischen ihren Symptomen und der Menge des verfügbaren Tageslichts bewusst. Manche reagieren auf ihre Beschwerden, indem sie sich in ein abgedunkeltes Zimmer zurückziehen und so ihre Symptome verschlimmern, ohne es zu wissen. Es ist wichtig, sich klar zu machen, dass SAD eine Krankheit ist, bei der das Befinden des Patienten weitgehend von seinem Verhalten abhängt. Die Suche nach Licht kann erfolgreich zu einer Linderung der Symptome beitragen. Meidet der Patient dagegen das Licht, kann sich sein Zustand erheblich verschlechtern.

Selbstbehandlung mit Genussmitteln: Alkohol, Koffein, Nikotin und andere Drogen

Stärkt mich mit Traubenkuchen,
erquickt mich mit Äpfeln;
denn ich bin krank vor Liebe.

Hohelied; 2,5-6

Seit biblischen Zeiten ist den Menschen die stimmungsverändernde Wirkung von Essen und Trinken bekannt. Auf der Suche nach Linderung greifen depressive Menschen oft zu allgemein zugänglichen »Drogen«. Allerdings können einige von ihnen das Problem zusätzlich verschärfen. Wir haben bereits auf die Wirkung von Zucker und Kohlenhydraten als Stimmungsregulatoren für SAD-Patienten hingewiesen. Offensichtlich aber wirken Nahrungsmittel nicht nur über ihren Gehalt an Kohlenhydraten. Viele Menschen verspüren einen Heißhunger nach Schokolade, vielleicht wegen der darin enthaltenen Kombination aus Zucker und Koffein. Andere haben ein Verlangen nach Schmorgerichten, Pasta und schwerem, deftigem Essen. Einen SAD-Patienten gelüstet es im Winter tatsächlich nach Brokkoli! Wir können diese eigenwilligen Geschmäcker nicht erklären, es ist aber möglich, dass dahinter das physiologische Bedürfnis nach einem bestimmten Nährstoff steht. Die Erfüllung dieses Bedürfnisses kann gesteigertes Wohlbefinden nach sich ziehen.

Koffein ist eine stimmungsverändernde Droge, auf die vor allem Menschen setzen, die sich träge, lethargisch und antriebslos fühlen. Flora erinnert sich an die Koffein-Abhängigkeit während ihrer depressiven Phasen:

> *Ich habe den ganzen Tag lang riesige Mengen Kaffee getrunken – acht, zehn oder zwölf Becher starken Espresso. Manchmal habe ich so viel Kaffee gebraucht, um wach zu bleiben, dass mein Magen rebelliert hat.*

Koffein ist ein überall verfügbares und akzeptiertes Stimulans. Für SAD-Patienten ist es deshalb ganz natürlich, sich mit Kaffee, Tee oder auch koffeinhaltigen Softdrinks zu beleben. Viele Leute trinken im Winter viel mehr Kaffee oder Tee als im Sommer. Koffein kann zwar wegen seiner anregenden Wirkung sehr hilfreich sein; bei höheren Koffeindosen aber kann sich die anfänglich positive Wirkung ins Negative umkehren.

Der falsche Weg: »Abhilfe« durch Alltagsdrogen.

Die wachsende Nachfrage nach koffeinfreiem Kaffee zeigt, dass immer mehr Menschen sich dessen bewusst sind. Neben Verdauungsproblemen und Übelkeit kann Koffein auch zu Erregung, Herzklopfen und Schlaflosigkeit führen.

Darüber hinaus gewöhnen sich viele Menschen an die Wirkung des Koffeins und brauchen immer mehr davon, damit sich die gewohnte Belebung einstellt. Dennoch sollte man die Probleme, die Koffein verursacht, nicht überbewerten; bei manchen Menschen treten keinerlei Nebenwirkungen auf, und für sie können ein paar Tassen Tee oder Kaffee am Tag hilfreich sein. Wenn Sie den Genuss von Tee oder Kaffee ganz einstellen möchten, sollten Sie daran denken, dass ein abrupter Verzicht auf Koffein Entzugserscheinungen wie Schläfrigkeit und Kopfschmerzen auslösen kann.

Alkohol ist eine weitere Droge, von der depressive Menschen gelegentlich Gebrauch machen. Zu viel Alkohol kann natürlich viele Probleme verursachen, deren detaillierte Beschreibung den Rahmen dieses Buches sprengen würde. Es sei deshalb nur darauf hingewiesen, dass Alkoholmissbrauch krank machen, Beziehungen zerstören, das Leben des Alkoholabhängigen ruinieren und in letzter Konsequenz andere das Leben kosten kann (z. B. Autofahren unter Alkoholeinfluss).

Ich habe sogar schon erlebt, dass Menschen im Winter Marihuana zu konsumieren beginnen. Die allseits bekannten Konsequenzen solchen Konsums bedürfen hier ebenfalls keiner näheren Erläuterung. Auch Rauchen kann im Winter eine größere Versuchung darstellen als sonst. Ein Arzt Mitte vierzig, den man sicherlich nicht über die Schädlichkeit des Tabakkonsums aufzuklären braucht, fängt im Winter an zu rauchen, um es dann im Frühjahr wieder aufzugeben.

Viele Menschen versuchen also, ihre SAD-Probleme mit Hilfe von allgemein zugänglichen Genussmitteln und Drogen in den Griff zu bekommen. Manche dieser vermeintlichen Helfer wie Pasta oder Kekse sind relativ unschädlich, solange man sie nicht im Übermaß konsumiert. Andere, z. B. Alkohol, können sich extrem destruktiv auswirken und Probleme schaffen, die sehr viel schlimmer sind als die, die sie betäuben sollen. Niemand weiß, warum manche Menschen zu Alkohol greifen, während andere sich an Kekse und Schokolade halten. Möglicherweise ist dieses unterschiedliche Verhalten in den biochemischen Eigenheiten der Betroffenen begründet. Es kann aber auch auf die jeweilige frühkindliche Prägung zurückzuführen sein, die Trostspender, auf die jemand als Kind konditioniert wurde. Eine Freundin von mir z. B. durfte als Kind an Brandy nippen, wenn sie nachts mit Bauchschmerzen aufwachte. In anderen Familien gibt es Eis oder Süßigkeiten als Trostpflaster.

In der Regel erleben Patienten, die zu solchen »Drogen« greifen, diese als unzureichende Lösung ihres Problems. Bessere Lösungsansätze finden Sie in Teil 2, der sich mit der Behandlung von SAD beschäftigt.

Krankheiten, die leicht mit SAD verwechselt werden

Es gehört zu den Grundregeln der Medizin, Diagnosen in Frage zu stellen. Steht ein Patient im Verdacht, SAD zu haben, müssen wir auch andere Krankheiten in Betracht ziehen, die ebenfalls durch Lethargie, zu viel Essen, Heißhunger nach Kohlenhydraten, Gewichtszunahme oder Depression gekennzeichnet sind. Viele organische Erkrankungen werden von Lethargie und Depression begleitet. Personen, die vermuten, unter SAD zu leiden, sollten sich deshalb einer gründlichen ärztlichen Untersuchung unterziehen. Es ist zwar ungewöhnlich, dass eine Krankheit Jahr für Jahr im Winter ausbricht und im Sommer wieder vergeht, trotzdem: Wenn Sie denken, SAD zu haben, ist es besser, auf Nummer sicher zu gehen. Lassen Sie sich ärztlich untersuchen und die notwendigen Bluttests durchführen – schließlich könnte außer SAD auch noch eine andere Krankheit im Spiel sein.

Die folgenden Krankheiten müssen in Betracht gezogen werden:

Schilddrüsenunterfunktion (Hypothyreose): Menschen, die unter dieser Erkrankung leiden, fühlen sich leistungsschwach und können kaltes Wetter nicht vertragen. Die Schilddrüse liegt unterhalb des Kehlkopfes und produziert Hormone, die den Stoffwechsel regulieren. Eine Unterfunktion der Schilddrüse lässt sich durch Einnahme von Schilddrüsenhormonen in Tablettenform behandeln.

Unterzuckerung (Hypoglykämie): Menschen, die unter Unterzuckerung leiden, fühlen sich gelegentlich schwach und benommen, meistens ein oder zwei Stunden nach dem Essen. Auch Heißhunger und die Gier nach Süßigkeiten können Anzeichen für eine Unterzuckerung sein. Die Erkrankung lässt sich in der Regel durch eine geeignete Diät behandeln. Menschen mit Hypoglykämie sollten Zuckerarten vermeiden, die den Blutzuckerspiegel schnell ansteigen lassen. Beispiele für diese »einfachen« Kohlenhydrate sind Konfekt und andere sehr süße Nahrungsmittel. Wer zu Unterzuckerung neigt, sollte besser zu Eiweißkombinationen und komplexen Kohlenhydraten wie Obst, Reis und Nudeln greifen.

Chronische Virenerkrankungen: SAD-Symptome können Ähnlichkeiten mit den Symptomen des Epstein-Barr-Virus (der für infektiöse Mononukleose oder Pfeiffersches Drüsenfieber verantwortlich zeichnet) oder sogar mit Grippekrankheiten aufweisen.

Manche Menschen sind besonders im Winter anfällig für Vireninfektionen. Es ist nicht ungewöhnlich, sich nach einer schweren Grippe eine Zeit lang matt und schwach zu fühlen. Auch der Epstein-Barr-Virus, der in jüngster Zeit von den Medien ziemlich hochgespielt wurde, kann über lange Zeit hinweg Teilnahmslosigkeit und Müdigkeit hervorrufen.

Leider lassen sich chronische Virenerkrankungen nur sehr schwer exakt diagnostizieren und es gibt keine speziellen Behandlungen dagegen. Bluttests, die Antikörper gegen den Epstein-Barr-Virus anzeigen, besagen nur, dass der Patient in der Vergangenheit infiziert war. Sie sind aber kein eindeutiger Hinweis dafür, dass der Virus für die aktuellen Symptome verantwortlich ist. Glücklicherweise klingen die meisten chronischen Epstein-Barr-Virusinfektionen im Lauf der Zeit von selbst ab.

Hinter SAD-Symptomen können sich also Virenerkrankungen verbergen. Das regelmäßige Auftreten typischer SAD-Symptome im Winter und ihr genauso regelmäßiges Abklingen im Frühjahr und Sommer lassen jedoch vermuten, dass der Patient tatsächlich unter SAD leidet.

Während sich Vireninfektionen nur schwer nachweisen und nicht gezielt behandeln lassen, gibt es für SAD geeignete Behandlungsmöglichkeiten. So oder so lohnt deshalb eine Behandlung gegen SAD den Versuch.

Chronische Müdigkeit: Man nimmt an, dass chronische Müdigkeit im Anschluss an Virusinfektionen auftritt, zumindest in manchen Fällen. Über ihre Ursachen ist jedoch wenig bekannt. In jedem Fall befindet sich der Patient in einem Zustand der Erschöpfung, der bis zur Funktionsunfähigkeit reichen kann. Dr. Mark Demitrack von der Universität Michigan beschäftigte sich mit der Geschichte saisonaler Veränderungen bei einer Gruppe chronisch müder Patienten. Das Ergebnis: Es traten zwar deutliche saisonale Schwankungen auf, ein Unterschied zur Allgemeinbevölkerung war jedoch nicht erkennbar. Das deutet darauf hin, dass chronisch müde Patienten an einer anderen Erkrankung als SAD-Patienten leiden. Sie sind lediglich für die normale saisonale Veränderung des Energiehaushalts anfällig, von der ein hoher Prozentsatz der Durchschnittsbevölkerung betroffen ist. Bisher wissen wir noch nicht, ob die Lichttherapie bei chronisch müden Patienten in irgendeiner Weise anschlägt.

SAD bei Kindern und Jugendlichen

Vor einiger Zeit bat eine Frau mittleren Alters um Literatur über SAD bei Kindern. Auf die Frage, warum sie sich dafür interessiere, antwortete sie: »Mein Sohn bat mich, vorbeizukommen und mehr über die Erkrankung herauszufinden. Er glaubt, dass er SAD hat.« Es stellte sich heraus, dass ihr zwölfjähriger Sohn eine Fernsehsendung über das Thema gesehen und sich mit den Patienten identifiziert hatte.

Obwohl manche Kinder und Jugendliche SAD als jahreszeitlich bedingtes Problem erkennen können, begreifen viele andere nicht, wie ihnen geschieht. Oft ist ihnen nicht einmal bewusst, dass die Veränderung in ihnen selbst liegt. Fälschlicherweise suchen sie die Schuld in ihrer Umgebung, die ihnen plötzlich als grausam und gleichgültig erscheint. Aus unerfindlichen Gründen, so sehen sie es, stellen Eltern und Lehrer mit einem Mal strenge, unfaire und überhöhte Anforderungen.

Auch viele Erwachsene verkennen die Quelle ihrer SAD-Symptome und suchen nach äußeren Erklärungen für den dramatischen Umschwung ihres Fühlens in den Phasen der Depression.

Wir haben damit begonnen, bei Kindern und Jugendlichen auf SAD zu achten, weil bei ungefähr einem Drittel der erwachsenen Patienten die SAD-Symptome schon in frühen Jahren aufgetreten sind. Darüber hinaus berichten viele erwachsene Patienten von ähnlichen Symptomen bei ihren Kindern.

Angesichts der Tatsache, dass SAD in manchen Familien gehäuft auftritt, ist dies kaum überraschend. SAD äußert sich bei Kindern ähnlich wie bei Erwachsenen – z. B. fällt es ihnen schwer, morgens rechtzeitig aufzuwachen und schulische und häusliche Pflichten zu erledigen. Ein Unterschied liegt darin, dass sie während der Winterdepressionen anscheinend reizbarer sind als erwachsene SAD-Patienten.

Wir haben am NIMH Studien an Kindern und Jugendlichen mit saisonabhängigen Problemen durchgeführt. Wir haben Highschool-Schüler der Mittel- und Oberstufe in Montgomery County, Maryland, beobachtet und festgestellt, dass saisonale Probleme in diesen Altersgruppen keineswegs selten auftreten. Während SAD nur etwa ein Prozent der Kinder in der Mittelstufe zu betreffen scheint, ist in den letzten drei Highschool-Jahren ein dramatischer Anstieg zu verzeichnen.

Dieser deutliche Anstieg fällt mit dem Einsetzen der Pubertät zusammen und ist bei Mädchen auffälliger ausgeprägt als bei Jungen, ein Zeichen dafür, dass – wie bereits eingangs erwähnt – die Sekretion weiblicher Geschlechtshormone ein Faktor bei der Entwicklung von SAD-Symptomen sein könnte.

Im letzten Highschool-Jahr berichten etwa fünf Prozent der Schüler von so schweren saisonalen Problemen, dass sie die Diagnosekriterien für SAD erfüllen. Damit ist das Problem bei Schülern in der Oberstufe fast genauso weit verbreitet wie bei Erwachsenen aus der gleichen Region. Von den 9 bis 17-Jährigen in Montgomery County leiden ungefähr drei Prozent unter SAD.

Auf ganz Amerika übertragen hieße das, dass mindestens eine Million Kinder und Jugendliche von SAD betroffen sind.

Anzeichen bei Kindern ernst nehmen!

In einer anderen, unabhängigen Studie befragten Dr. Mary Carskadon und Dr. Christine Acebo an der Brown University die Eltern von Viert- bis Sechstklässlern nach der saisonalen Geschichte ihrer Kinder. Sie fanden heraus, dass fast die Hälfte aller Eltern im Verhalten ihrer Kinder saisonale Veränderungen bemerkt hatten und dass der Anteil der Kinder mit saisonalen Problemen je nach Art der Diagnosekriterien bei 4 bis 13 Prozent lag. Die Wissenschaftlerinnen stellten auch fest, dass wie bei Erwachsenen die jahreszeitlich bedingten Probleme von Kindern umso ausgeprägter sind, je weiter nördlich sie leben. »Angesichts des potentiellen therapeutischen Nutzens der Lichttherapie bei saisonabhängigen Kindern«, schreiben sie, »empfiehlt es sich, die Saisonfühligkeit von Kindern, die im Winter wegen Stimmungs- und Verhaltensproblemen vorgestellt werden, sorgfältig zu untersuchen.«

Mit Hilfe des in Abbildung 2 vorgestellten SPAQ-Fragebogens für Kinder und Jugendliche (SPAQ-CA), der von Forschern am NIMH entwickelt wurde, können Sie herausfinden, ob ein Kind oder ein Jugendlicher die SAD-Kriterien erfüllt.

1. Markiere bitte die Monate, in denen die folgenden Probleme auftreten:

	J	F	M	A	M	J	J	A	S	O	N	D	Kein Unterschied
Ich habe am wenigsten Energie	O	O	O	O	O	O	O	O	O	O	O	O	O
Ich bin am reizbarsten	O	O	O	O	O	O	O	O	O	O	O	O	O
Ich fühle mich am schlechtesten	O	O	O	O	O	O	O	O	O	O	O	O	O

2. Wie stark verändern sich die folgenden Punkte mit den Jahreszeiten?

	Überhaupt nicht (0)	Etwas (1)	Mäßig (2)	Ziemlich stark (3)	Sehr stark (4)
Schlafdauer	O	O	O	O	O
Ärger und Konflikte	O	O	O	O	O
Soziale Aktivitäten	O	O	O	O	O
Zigaretten-, Alkohol-, Drogenkonsum	O	O	O	O	O
Stimmung	O	O	O	O	O
Schulische Leistung	O	O	O	O	O
a. Lernprobleme	O	O	O	O	O
b. Noten	O	O	O	O	O
Gewicht	O	O	O	O	O,
Reizbarkeit	O	O	O	O	O
Energiehaushalt	O	O	O	O	O
Appetit	O	O	O	O	O

3. Falls du saisonale Schwankungen bemerkst: Stellen sie ein Problem für dich dar?

Ja: ____________________

Nein: ____________________

Falls ja, ist das Problem (nur eine Antwort ankreuzen):

O nicht schlimm
O ziemlich schlimm
O sehr schlimm
O so schlimm, dass du Probleme hast zu funktionieren

Abbildung 2.
Fragebogen zur Beurteilung der Saisonfühligkeit von Kindern und Jugendlichen (SPAQ-CA). Der Fragebogen wurde von S. Swedo und J. Pleeter aus dem SPAQ-Tests von N. E. Rosenthal, G. Bradt und T. Wehr abgeleitet.

Sie sollten dabei aber beachten, dass diese Kriterien nur für Forschungszwecke eingesetzt werden und nicht ganz den klinischen Kriterien entsprechen. Eine »richtige« SAD-Diagnose kann nur ein qualifizierter Arzt stellen.

Dennoch ist das Ausfüllen des Fragebogens eine Orientierungshilfe, ob es notwendig ist, ein Kind oder einen Jugendlichen auf SAD hin untersuchen zu lassen. Eltern, die eine SAD-Erkrankung bei Ihrem Kind vermuten, können auch anhand der Liste der SAD-Symptome weiter hinten in diesem Kapitel überprüfen, ob ihr Verdacht berechtigt ist.

Interpretation der SPAQ-CA-Ergebnisse

1. So stellen Sie den Rhythmus der Saisonfühligkeit fest: Ein Kind, das unter Winter-SAD leidet, fühlt sich im Januar oder Februar in mindestens einem der in Frage 1 genannten Bereiche am schlechtesten: »Ich habe am wenigsten Energie«, »Ich bin am reizbarsten« oder »Ich fühle mich am schlechtesten«.

2. So stellen Sie den Grad der Saisonfühligkeit fest: Sie errechnen den Saisonquotienten aus Frage 2, indem Sie die Einzelpunktzahlen addieren. Der Saisonquotient basiert auf elf Faktoren, für jeden Faktor gibt es zwischen 0 und 4 Punkte. Der Saisonquotient für Kinder hat somit eine mögliche Bandbreite von 0 bis 44. In unserer Schulstudie haben wir 21 als Grenzwert angesetzt: Das heißt, wir gehen davon aus, dass Kinder, für die ein niedrigerer Wert ermittelt wurde, nicht unter SAD leiden. Dabei muss man allerdings berücksichtigen, dass dieser Wert einer gewissen Willkür unterliegt und dass saisonale Probleme auch bei Kindern und Jugendlichen mit einer niedrigeren Punktzahl auftreten können.

3. So stellen Sie fest, ob SAD ein Problem für Ihr Kind ist: Wir stellen eine SAD-Diagnose nur dann, wenn ein Kind oder Jugendlicher das saisonale Problem mindestens als »ziemlich schlimm« bewertet. Als Forscher müssen wir auch hier sehr strenge Maßstäbe anlegen, um das Leiden nicht allzu häufig zu diagnostizieren.

Aus Elternperspektive dagegen kann schon die Aussage eines Kindes, saisonale Veränderungen überhaupt als Problem zu empfinden, Anlass zur Besorgnis sein. Junge Menschen unterschätzen oft die Probleme, die ihnen saisonale Veränderungen bereiten. Selbst wenn die Veränderungen geringfügig sind, lohnen sich einfache Gegenmaßnahmen – z. B. jeden Tag mindestens eine halbe Stunde im Freien zu verbringen.

So testen Sie, ob Ihr Kind betroffen ist

Fassen wir zusammen: Es ist gut möglich, dass Ihr Kind unter SAD leidet, wenn es im SPAQ-CA-Fragebogen die folgenden Antworten angekreuzt hat:

- Es fühlt sich im Januar oder Februar am abgespanntesten, schlechtesten oder reizbarsten;
- sein Saisonquotient liegt bei 21 oder mehr und
- es erlebt saisonale Veränderungen als »ziemlich schlimmes« Problem.

Die meisten jungen SAD-Patienten werden zum ersten Mal mit ungefähr fünfzehn oder sechzehn Jahren behandelt, nachdem die Symptome durchschnittlich sechs Winter lang aufgetreten sind. Es gibt mehrere Gründe, warum es so lange dauert, bis SAD bei Kindern diagnostiziert wird. Erstens entspricht ein Teil der SAD-Symptome dem Verhalten, das man bei Jugendlichen typischerweise erwartet: Lustlosigkeit, Reizbarkeit, fehlende Motivation. Die Forschung zeigt, dass dahinter ein stereotypes Vorurteil steht und die Zeit des Heranwachsens oft glücklich und stabil verläuft. Zweitens ist SAD für viele Ärzte immer noch ein Fremdwort, v. a. im Zusammenhang mit Kindern und Jugendlichen. Drittens dauert es mehrere Jahre, bis sich ein saisonaler Rhythmus etabliert. Die Wahrscheinlichkeit ist daher groß, dass der Grund für die ersten schwierigen Winter verkannt wird. Viertens fällt es Kindern und Jugendlichen möglicherweise schwerer als Erwachsenen, den saisonalen Rhythmus ihrer Probleme zu durchschauen. Und schließlich können für Schwierigkeiten in der Schule genauso gut andere Gründe, z. B. psychologische Probleme, verantwortlich sein. Dabei wäre es wichtig und hilfreich, SAD von anderweitigen Problemen zu unterscheiden, da junge Menschen auf die Lichttherapie ebenso gut reagieren wie Erwachsene. Noch müssen sich viele Kinder mehrere Winter lang sinnlos mit ihren Symptomen herumplagen, bevor sie die richtige Hilfe finden.

SAD-Symptome bei Kindern und Jugendlichen: Eine Orientierungshilfe für Eltern

Wenn Ihr Kind unter SAD leidet, so erkennen Sie das am leichtesten daran, dass es jedes Jahr zur gleichen Zeit Probleme bekommt: im Herbst und im Winter. Dieses eine Anzeichen sagt oft mehr aus als die Symptome selbst, die nicht immer typisch sind; z. B. können sich die Probleme in Form von Ängstlichkeit oder Schulschwänzen äußern. Kinder und Jugendliche mit SAD sind oft in den ersten Monaten nach den Sommerferien gut in der Schule. Saisonale Probleme treten meistens erst im Dezember oder Januar auf, dann aber oft mit geballter Kraft: Viele Eltern können kaum glauben, wie schwer ein Kind plötzlich zu kämpfen hat, das am Anfang des Schuljahres ein guter Schüler war. Oft verändern sich in der Pubertät die Ess- und Schlafgewohnheiten. Sie sind deshalb als Diagnosekriterium für SAD weniger hilfreich als Konzentrationsschwierigkeiten, schulische Anforderungen, Energie und Stimmung.

Zu den üblichen SAD-Symptomen bei Kindern und Jugendlichen gehören:

- Müdigkeit und Ausgebranntheit
- Reizbarkeit und schlechte Laune
- Wutausbrüche
- Konzentrationsschwierigkeiten und Probleme mit der Schule (ein Anzeichen dafür können sowohl schlechtere Noten sein als auch die Notwendigkeit, sich für die gleichen Noten mehr als bisher anstrengen zu müssen)
- eine bisher nicht gekannte Unwilligkeit, Pflichten und Verantwortung zu übernehmen
- vage körperliche Beschwerden wie Kopf- oder Bauchschmerzen
- ein größeres Bedürfnis nach Fast Food.

Die Aufzählung dieser Symptome ruft uns junge SAD-Patienten ins Gedächtnis. Z. B. Michael, einen zwölfjährigen Leistungsschwimmer, der im Winter grundsätzlich schlechtere Zeiten als im Sommer schwamm. Oder Susan, eine Achtjährige mit wehendem blonden Haar und träumerischen Augen, bei der die saisonalen Rhythmen seit ihrer frühen Kindheit deutlich ausgeprägt waren. Ihre Eltern erzählten von starken Schwankungen zwischen ihrer Schlafdauer im Sommer, wo sie mit dem ersten Sonnenstrahl aufwachte, und im Winter, wo es unmöglich war, sie zum Aufstehen zu bewegen. Die Probleme begannen, als die Kindergärtnerin bemerkte, dass Susan sich im Januar und Februar abseits hielt und kein Interesse an der gewohnten Kindergartenroutine zeigte. Bei der dreizehnjährigen Jeannie kam ein weiteres Problem hinzu: Sie hatte nicht nur im Winter die üblichen Schwierigkeiten mit der Schule und im Umgang mit anderen Kindern, sondern entwickelte darüber hinaus im Sommer ungeahnte Energien. In den Sommermonaten hatte sie das Gefühl, Bäume ausreißen zu können, sie brauchte wenig Schlaf und neigte zu Impulsivität und Fehleinschätzungen. Einmal sah ihr Vater zu seinem Entsetzen, wie sie mitten in der Nacht auf dem Dach herumturnte – offensichtlich ohne jedes Gefühl für die Gefahr.

Der Beginn des Studiums: Eine gefährliche Zeit

Jackies SAD-Geschichte ist typisch; es gibt zahlreiche ähnlich gelagerte Fälle. Jackie war in der Highschool eine gute Schülerin, sie sprühte vor Energie, besaß einen großen Freundeskreis und interessierte sich für alle möglichen Hobbys und Unternehmungen. Obwohl sie unter Asthma litt, hatte sie die Krankheit durch die regelmäßige Einnahme von Medikamenten gut im Griff. Im Nachhinein besehen waren die Winter irgendwie schwierig für sie, ohne jedoch ihre sportlichen Aktivitäten, ihre Sozialkontakte oder ihre schulischen Leistungen zu beeinträchtigen. Die Dinge änderten sich, als sie nach Neuengland aufs College kam.

Dabei fing zunächst alles ganz gut an. Sie schrieb sich für mehrere schwierige Vorlesungen ein und genoss bis Dezember das Collegeleben in vollen Zügen. Nach den Herbstferien fiel es ihr allerdings zunehmend schwer, rechtzeitig aufzustehen, es zur ersten Vorlesung zu schaffen und den Lernstoff zu bewältigen. Bereits am frühen Abend war sie erschöpft. Und sie war unfähig, ihre Seminararbeiten rechtzeitig abzugeben und sich auf Prüfungen vorzubereiten.

Das Gefühl zu scheitern war für Jackie neu und stellte ihr Selbstbild, kompetent, erfolgreich und beliebt zu sein, in Frage. Hatte sie in der Highschool sich und anderen die ganze Zeit über etwas vorgemacht? Stellte sich jetzt, wo der Ernst des Lebens begonnen hatte, heraus, wer sie wirklich war – zweitklassiges Mittelmaß, eine Hochstaplerin? Sie verbrachte einen großen Teil des Tages im Bett und vernachlässigte viele Bereiche ihres Lebens, auch die regelmäßigen Arztbesuche, die zur Vorbeugung ihrer Asthmaanfälle notwendig waren. Als ihre Medikamente zu Ende gingen versäumte sie es, neue zu besorgen, wurde physisch krank und musste das Studium abbrechen.

Eine sorgfältige Anamnese ergab, dass SAD der Kern des Problems war. Nach einer entsprechenden Behandlung (Lichttherapie, Psychotherapie und Antidepressiva) kehrte sie im Frühjahr ans College zurück, wo sie gut zurecht kam und den Sommer über aufholte, was sie im vorhergehenden Winter versäumt hatte. Das Wintersemester begann sie bewaffnet mit umfassenden Kenntnissen über

SAD, einer Überweisung an einen erfahrenen Psychiater (im Allgemeinen kann auch ein Psychotherapeut aufgesucht werden) in College-Nähe und einem Schlachtplan für die Bewältigung der Herbst- und Wintermonate. Der Schlachtplan umfasste die folgenden fünf Punkte:

- einen Stundenplan mit relativ einfachen Vorlesungen, von denen keine früh morgens begann;
- eine Lichtbox, die sie regelmäßig einsetzen wollte;
- einen Tageslichtsimulator, der ihr helfen sollte, morgens leichter aufzuwachen;
- den Vorsatz, regelmäßig tagsüber im Freien Sport zu treiben und regelmäßige, vorher vereinbarte Sitzungen bei ihrem Psychiater.

Der Behandlungsplan muss viele Faktoren umfassen.

Jackie kam auf diese Weise bis Mitte Januar gut zurecht. Dann wurde SAD trotz der oben genannten Vorbeugemaßnahmen zum Problem. Als das passierte, verschrieb der Psychiater ihr Fluoxetin (Prozac, das in Österreich unter dem Namen Fluctine vertrieben wird), das sie bis Ende März einnahm. Es wäre zwar eine Übertreibung zu sagen, dass Jackie mit Hilfe von Fluoxetin den Winter genoss, aber sie fühlte sich das ganze Semester über wohl; sie zog ihre Asthmabehandlung durch, ohne in dieser Hinsicht einen weiteren Rückfall zu erleiden und sie beendete das Studienjahr mit guten Noten und dem Gefühl, es geschafft zu haben.

Jackies Geschichte zeigt, welche Faktoren beim Aufstellen eines Behandlungsplans für Studienanfänger berücksichtigt werden müssen, die bereits in der Vergangenheit mit problematischen saisonalen Veränderungen zu kämpfen hatten. Erstens bringt das Studium oft einen Umzug in einen anderen Breitengrad oder ein anderes Klima mit sich, der die Anfälligkeit für SAD verstärken kann. Zweitens sorgen zu Hause meistens die Eltern dafür, dass ihr Kind aufsteht, rechtzeitig zum Unterricht kommt und keine Schulstunden versäumt. Damit ist auch gewährleistet, dass das Kind zumindest kurz ans Tageslicht kommt. Wenn dann im College die elterliche Unterstützung fehlt, besteht die Gefahr, dass sich SAD-anfällige Studenten stundenlang in einem dunklen Raum verkriechen und weder in den Unterricht noch an die Sonne kommen. Schließlich bedeuten die neuen Anforderungen durch das College für Studienanfänger oft sehr viel mehr Stress als die vertraute Routine in der Highschool. Obwohl sich diese Herausforderungen im Herbst und im Frühjahr relativ gut bewältigen lassen, können sie im Winter, wenn SAD die Widerstandskraft schwächt, zum Problem werden und SAD-Symptome hervorrufen oder verschärfen. Zum College-Stress kommen nun noch die SAD-Probleme, und beides zusammen führt häufig zu Misserfolgen oder gar (wie bei Jackie) zum Abbruch des Studiums.

Es ist sehr wichtig, bereits in der Highschool zu erkennen, ob ein Schüler zu SAD neigt, denn eine gute Planung kann vorhersehbare Misserfolge verhindern. Ich kann mir gut vorstellen, dass Beratungslehrer in der nahen Zukunft Highschool-Absolventen routinemäßig befragen, ob saisonale Veränderungen in der Vergangenheit ein Problem dargestellt haben und anfällige Schüler entsprechend beraten. Studienanfänger, die ihr

SAD-Risiko kennen, können bei der College-Wahl die geographische Lage des Studienortes als eines von mehreren Entscheidungskriterien mit berücksichtigen.

Aufmerksamkeitsdefizite und SAD

In manchen Fällen können sich schulische Aufmerksamkeitsdefizite in der gleichen Form wie SAD äußern. Störungen der Aufmerksamkeit dürften jedoch nicht regelmäßig im Herbst und Winter auftreten, es sei denn, das Kind hätte zusätzlich auch ein saisonales Problem. Tatsächlich bin ich auf Patienten mit beiden Störungen gestoßen. Eine meiner Patientinnen, ein junges Mädchen, litt das ganze Jahr über unter einer Störung der Aufmerksamkeit und wurde dagegen mit einem stimulierenden Mittel (Ritalin) behandelt. Den Winter über traten darüber hinaus typische SAD-Symptome auf, die sie vermutlich von ihrer Mutter geerbt hatte, die unter ähnlichen Problemen litt. Eine dreißigminütige Behandlung mit Tageslicht am Morgen brachte bei dieser Patientin alle Symptome zum Abklingen und half ihr, rechtzeitig aufzuwachen und zur Schule zu kommen.

Nicht-saisonabhängige Depression ist auch bei Kindern denkbar und kann sich ähnlich wie SAD äußern. Sie sollte per definitionem aber nicht nur in den Herbst- und Wintermonaten auftreten.

Behandlung von SAD bei Kindern

Ein wesentliches Element bei der SAD-Behandlung von Kindern und Jugendlichen ist die Haltung ihrer erwachsenen Bezugspersonen. Ist es für Erwachsene schwierig, psychische Probleme zu akzeptieren, so gilt dies umso mehr für Kinder und Jugendliche, denen sehr daran gelegen ist, sich nicht von Gleichaltrigen zu unterscheiden. Wenn Heranwachsende ihre saisonalen Probleme akzeptieren sollen, kommt es deshalb darauf an, sie ihnen taktvoll und undramatisch als eine von vielen möglichen Wirkungen des Jahreszeitenwechsels auf Mensch und Natur zu vermitteln.

SAD-Problemen bei Kindern behutsam begegnen!

Die optimale Behandlung von SAD erfordert eine Organisation, die ein müder und unkonzentrierter Patient nur schwer aufrechterhalten kann. Ein Kind oder ein Jugendlicher mit SAD braucht deshalb die Unterstützung von Erwachsenen bei der Organisation. Wenn diese Hilfe nicht behutsam gegeben wird, kann daraus leicht ein Machtkampf zwischen Eltern und Kind entstehen. Oft ist es einfacher, wenn ein Elternteil ebenfalls saisonfühlig ist: In diesem Fall finden sich immer wieder Gelegenheiten, sich gegenseitig aufzurichten und über Behandlungsstrategien zu reden. In jedem Fall aber ist es sinnvoll, wenn Eltern auf die Vielfalt der Natur und die unterschiedlichen Verhaltensformen hinweisen, mit denen sich Menschen und Tiere an Umweltveränderungen anpassen. Je nach dem Naturell des Kindes oder Jugendlichen kann es reichen, das Thema im Vorbeigehen anzusprechen. Wenn Ihr Kind wissbegierig ist, wird es ihm vielleicht Spaß machen und weiterhelfen, sich eingehender mit dem Wechsel der Jahreszeiten und den Reaktionen der Natur zu beschäftigen. Sie könnten z. B. zusammen eine Sonnenuhr im Garten bauen und den Verlauf der Sonne am Himmel verfolgen. Projekte, bei denen es um Pflanzen, Insekten oder Tiere geht, eignen sich ideal dazu, die Wirkung der Jahreszeiten auf die Natur zu erforschen. Es ist sogar möglich, die Wirkung der Jahreszeiten auf Stimmung und Verhalten des Menschen zu messen. Den Beweis dafür liefert die NIMH-Studie an Schülern aus Maryland, deren Ergebnisse wir einem schulischen Forschungsprojekt verdanken, das sich ein begabter Oberstufenschüler ausgedacht hat.

Ist es erst einmal gelungen, SAD als Tatsache zu akzeptieren, die Winterdepression von bloßstellenden Vorurteilen zu befreien, sie als »Management-Aufgabe« zu betrachten und das Kind als Mitarbeiter für den Behandlungsprozess zu gewinnen (statt es als dessen Objekt zu sehen), lassen sich die ärztlichen Ratschläge leichter umsetzen. Im Prinzip gelten für Kinder die gleichen Empfehlungen wie für Erwachsene (siehe Teil 2 dieses Buches). Zu ihnen gehören:

- dem Kind zu helfen, morgens aufzuwachen;
- sicherzustellen, dass es genügend natürlichem oder künstlichem Licht ausgesetzt ist;
- ihm zu helfen, Stress zu managen;
- ihm zu vermitteln, dass seine Schwierigkeiten auf das saisonale Problem zurückzuführen sind, nicht auf persönliches Scheitern;
- es in den schwierigen Monaten zu ermutigen;
- dem Arzt gegenüber eine Behandlung mit Antidepressiva anzusprechen, falls die oben genannten Empfehlungen nicht ausreichen.

Im Rahmen einer Folgestudie an sechs Kindern, bei denen sieben Jahre zuvor SAD diagnostiziert worden war, stellten Dr. Jay Giedd und Kollegen am NIMH fest, dass zwei Kinder erfolgreich mit dem Antidepressivum Fluoxetin behandelt worden waren. (Nähere Informationen zu diesem und anderen Mitteln gegen Depression finden Sie ab Seite 111.)

Ein erfahrener und einfühlsamer Psychiater oder Therapeut kann Ihnen und Ihrem Kind über die schwierigen Wintermonate hinweghelfen und sollte während einer Lichttherapie regelmäßig konsultiert werden. Darüber hinaus ist es zwingend erforderlich, vor Beginn einer medikamentösen Behandlung einen Psychiater aufzusuchen.

Das Aufwachen am Morgen ist für Kinder oder Jugendliche mit SAD (wie für viele Erwachsene) in der Regel die erste Herausforderung des Tages. Sie ist leichter zu bewältigen, wenn ein Kind nicht in der Dunkelheit aufwachen muss. Eine helle Nachttischlampe, die an eine Zeitschaltuhr angeschlossen ist, leistet dabei gute Dienste. Es kann sein, dass ein teurer und aufwendigerer Dämmerungssimulator (siehe Seiten 90/91), der für ein allmähliches, künstlich nachgeahmtes Heraufziehen des Tages sorgt, dieser einfachen Installation vorzuziehen ist. Ein direkter Vergleich zwischen Dämmerungssimulator und Nachttischlampe plus Zeitschaltuhr wurde bisher jedoch noch nicht durchgeführt. Auch ein Radiowecker kann hilfreich sein. Er sorgt dafür, dass das Kind rechtzeitig aufwacht und früher dem natürlichen oder künstlichen Morgenlicht ausgesetzt ist. Im Idealfall übernehmen Kinder oder Jugendliche die Verantwortung für das Aufwachen selbst: Kämpfe um diesen Punkt sind nicht eben die beste Voraussetzung für einen gelungenen Tag.

Kinder oder Jugendliche mit SAD haben entweder eine eigene Lichtbox oder sie teilen sich zur selben Zeit eine Lichtbox mit anderen Familienmitgliedern. Zwei unserer SAD-Patientinnen, Mutter und Tochter, macht es Spaß, jeden Morgen gemeinsam vor der Lichtbox zu sitzen und miteinander zu reden.

Wie bei Erwachsenen kann die Lichttherapie auch bei Kindern morgens oder abends durchgeführt werden; sie lässt sich mit Hausaufgaben oder anderen Tätigkeiten verbinden, die im Sitzen ausgeübt werden. Da SAD bei Kindern und Jugendlichen ein jüngeres und weniger beachtetes Forschungsgebiet als SAD bei Erwachsenen ist, liegen über den Einsatz der Lichttherapie in diesen Altersgruppen bisher keine umfassenden Erkenntnisse vor. Meine Erfahrung deutet darauf hin, dass Kinder mit kürzeren Behandlungszeiten als Erwachsene auskommen: Möglicherweise reichen schon fünfzehn bis zwanzig Minuten pro Tag.

Es ist besonders wichtig, dass so wenig ultraviolettes Licht wie möglich von der Lichtquelle ausgeht, da die Augenlinse bei Kindern schädliche UV-Strahlen weniger wirksam filtert als bei Erwachsenen. Soweit bekannt, sind unter medizinischer Aufsicht eingesetzte konventionelle Lichtboxen recht sicher.

Weitere Informationen über potentielle langfristige Gefahren der Lichttherapie finden Sie ab Seite 68, das die Lichttherapie für Erwachsene detailliert beschreibt. Zusätzlich zur formalen Lichtbehandlung sollten Kinder dazu angehalten werden, mindestens eine halbe Stunde pro Tag im Freien zu verbringen, um auch das natürliche Tageslicht zu nutzen. Ebenso kann es sinnvoll sein, für eine bessere Lichtsituation im Zimmer des Kindes zu sorgen, wie ab Seite 99 beschrieben.

Anforderungen, denen ein Kind oder Jugendlicher mit SAD im Sommer und Herbst mühelos gewachsen ist, werden in der dunklen Jahreszeit oft zum Problem. Dann kann es nötig sein, dass Eltern den jungen SAD-Patienten behutsam unterstützen, seine Zeit zu planen und Stress vorherzusehen und zu managen. Vielleicht ist es sinnvoll, anstrengende und zeitraubende schulische Zusatzaktivitäten wie die Mitarbeit in einer Theatergruppe oder bei der Schülerzeitung auf die Frühlings- und Herbstmonate zu beschränken. Sportliche Aktivitäten dagegen können SAD-Symptome lindern, weil zum aeroben Ausdauertraining (das an sich schon hilfreich sein kann) der Aufenthalt in Licht und Sonne kommt. Termingebundene Aufgaben sollten frühzeitig in Angriff genommen werden, um Krisen in letzter Minute zu vermeiden. Oft hilft es schon, wenn Sie sich mit Ihrem Kind hinsetzen und seinen Terminplan besprechen – sozusagen als Frühwarnsystem für potentielle Schwierigkeiten.

Weitere Informationen und Tipps, wie Sie Ihrem Kind helfen können, finden Sie in dem Kapitel über die Behandlung von Erwachsenen. Eines sollten Sie dabei nicht vergessen: Sie müssen mit Widerstand rechnen. Weder Kinder noch Erwachsene mit SAD wollen zugeben, dass sie an einer Krankheit leiden. Gespräche über dieses Thema erfordern deshalb Fingerspitzengefühl und Kreativität. Andererseits ist SAD-Patienten ihr Problem sehr wohl bewusst und sie wissen es zu schätzen, wenn Außenstehende es anerkennen, benennen und praktische Lösungen dafür aufzeigen. Durch Ihr Vorbild im Umgang mit dem Problem vermitteln Sie Ihrem Kind die Fähigkeit, sich seinen saisonalen Schwierigkeiten zu stellen und sie zu bewältigen – eine Fertigkeit, die es in den kommenden Jahren dringend brauchen wird.

Die Kehrseite der Depression: »Frühlingsfieber«

Manie und Hypomanie

Viele SAD-Patienten fühlen sich in den Sommermonaten normalerweise heiter und ausgeglichen. Aber auch Kreativitäts- und Energieschübe sind in dieser Zeit keine Seltenheit. Herb Kern, der erste SAD-Patient, den wir am NIMH behandelt haben, erzielte im Sommer so außergewöhnliche Forschungsergebnisse, dass sein Chef es ihm gerne nachsah, wenn er in seinen weniger produktiven Wintermonaten nicht viel zuwege brachte.

Auch Künstler und Autoren leisten oft einen Großteil ihrer kreativen Arbeit im Sommer und schieben Routinearbeiten auf den Winter auf.

Leider steigt nicht bei allen SAD-Patienten mit der Aktivität auch die Produktivität. Bei manchen Menschen steigert sich die Sommerstimmung so extrem, dass ernsthafte Probleme auftreten können – überzogene Konten wegen eines plötzlichen Konsumrausches, Schwierigkeiten im Umgang mit Freunden und Kollegen, ja sogar Probleme mit dem Gesetz. Mediziner bezeichnen diesen Zustand als »Manie«.

Manche manische Patienten geben viel Geld, das sie im Grunde nicht haben, für Dinge aus, die sie normalerweise als Extravaganz betrachten würden. Sie verhalten sich unangepasst im Straßenverkehr und fahren mit überhöhter Geschwindigkeit, in dem trügerisch sicheren Gefühl, ihr blitzartiges Reaktionsvermögen schütze sie vor Unfällen. Oder sie entscheiden sich impulsiv aus einer Laune heraus zu einer langen Reise – aus Gründen, über die ein Außenstehender nur den Kopf schütteln kann.

Aber auch wenn solche Aktivitätsschübe keine manischen Ausmaße erreichen, können Betroffene, v. a. aber ihre Partner, Freunde oder Kollegen sie als problematisch empfinden. Letztere beklagen sich z. B. darüber, kaum zu Wort zu kommen oder in Gesprächen ständig unterbrochen zu werden. Dieser Zustand heißt Hypomanie und ist weniger schwerwiegend als eine Manie, kann aber die Funktionsfähigkeit beeinträchtigen. Obwohl hypomanische Personen sehr viel Energie besitzen, schwirren ihnen so viele Ideen durch den Kopf, dass es ihnen schwer fällt, sich auf eine Sache zu konzentrieren.

Das Ergebnis: Sie verzetteln sich in ihrer Energie, ihre Aufmerksamkeit springt von einer Aufgabe zur nächsten, und im Rausch der Selbstüberschätzung stehen sie am Ende des Sommers mit lauter angefangenen, aber nie zu Ende geführten Projekten da.

Dysphorische Hypomanie

Obwohl viele hypomanische Menschen zu Euphorie neigen, kann Hypomanie auch mit einem extrem unerfreulichen »dysphorischen« Zustand verbunden sein. Menschen mit dysphorischer Hypomanie sind wie euphorische Hypomaniker überaktiviert, ihre Gedanken überschlagen sich und sie sprechen hastig und gedrängt. Im Gegensatz zu den euphorischen Hypomanikern aber fühlen sie sich physisch und emotional schlecht und suchen nach Auswegen aus der Dysphorie. Viele von ihnen greifen in einem vergeblichen Versuch, sich zu beruhigen, zu Alkohol und Zigaretten. Sie sind reizbar und bissig zu den Menschen um sie herum. Wenn sich

Freunde und Familienmitglieder dann in solchen Phasen zurückziehen, fühlen sie sich abgewiesen und kaltgestellt. Einige unserer Patienten, die im Frühjahr und Sommer unter dysphorischer Hypomanie leiden, haben auch über physische Schmerzen und Beschwerden geklagt.

Ein Grund für diese Symptome ist möglicherweise, dass die im Frühjahr rasch zunehmende Lichtmenge auf die überempfindlichen Augen und Gehirnfunktionen von Menschen wirkt, die an die zumeist niedrige Lichtmenge des Winters gewöhnt waren. Eine junge Frau suchte uns an einem Abend im Frühjahr wegen ihrer Probleme mit dysphorischer Hypomanie auf. Im Laufe des Gesprächs wurde sie immer unruhiger, woraufhin wir die Lampen der hell erleuchteten Praxis dimmten. Im Lauf der nächsten halben Stunde legte sich ihre Erregung – so sehr, dass wir eine Behandlung durch Lichteinschränkung vorschlugen. Eine Woche später rief die Patientin hocherfreut an und berichtete, sie käme jetzt auch ohne die bisher benötigten Beruhigungsmittel mit ihrer Hypomanie zurecht – einfach, indem sie sich für kurze Zeit in einen abgedunkelten Raum zurückzog, sobald sie sich übererregt fühlte. Diese schnell wirksame, nicht-medikamentöse Behandlung, die sie selbst steuern konnte, linderte nicht nur ihre Symptome, sondern vermittelte ihr auch ein Gefühl der Selbstkontrolle. Es gibt verschiedene Möglichkeiten, sich weniger Licht auszusetzen: das Tragen einer Augenmaske in der Nacht, um das frühe Morgenlicht zu vermeiden, das Tragen einer dunklen Sonnenbrille mit Seitenschutzteilen im Freien und das Vermeiden hell erleuchteter Räume am Abend. Wenn diese Maßnahmen nicht anschlagen, lassen sich die unangenehmen und problematischen Aspekte der dysphorischen Hypomanie mit wirksamen Medikamenten lindern.

Trotz der Probleme, die Frühjahrs- oder Sommerhypomanien verursachen können, erleben viele SAD-Patienten die Phasen der Hypomanie als erfreuliche und kreative Zeit. In diesem Fall ist eine Hypomanie weder schädlich noch erfordert sie eine Behandlung.

Bei manchen SAD-Patienten steigert sich die Sommerstimmung extrem.

Winter-Blues

Kurz nachdem wir die ersten SAD-Patienten behandelt hatten, wurde uns klar, dass viele Menschen unter einer milderen Form der Erkrankung litten. Diese Menschen suchten zwar keinen Arzt wegen ihrer Winterprobleme auf, gaben aber auf gezielte Fragen hin an, im Winter regelmäßig antriebslos oder weniger produktiv zu sein. Um dieses Thema weiter zu verfolgen, riefen wir am NIMH eine Studie über »subsyndromale SAD« oder »Winter-Blues« ins Leben. Wir entwickelten Kriterien für diesen Zustand, die auf Seite 26 (siehe Tabelle 1) aufgeführt sind, und machten uns daran, Menschen zu finden, auf die diese Kriterien zutrafen.

Wir haben nachgewiesen, dass helles Licht den meisten Menschen mit Winter-Blues hilft. Es sieht so aus, als würde Winter-Blues mindestens doppelt so viele Menschen betreffen wie SAD, wenn auch weniger stark. Dennoch: Die mildere Form des Wintersyndroms wirkt sich auf die Lebensqualität der Betroffenen aus und beeinträchtigt deren Produktivität. Dabei lässt sich Winter-Blues in den meisten Fällen leicht behandeln. Umso wichtiger ist es deshalb, dass wir die

Betroffenen ausfindig machen, informieren und therapieren.

Wissenschaftler glauben, dass SAD und Winter-Blues zwei weit gefasste Kategorien problematischer saisonaler Veränderungen sind, für die viele Menschen anfällig sind. Obwohl sich einige Patienten je nach Ausprägungsgrad ihrer Winterprobleme ganz eindeutig der einen oder der anderen Kategorie zuordnen lassen, fallen viele in eine Grauzone zwischen den beiden.

Bei schwachen Symptomen (= Winter-Blues) mehr »Licht tanken«.

Die entscheidende Gemeinsamkeit von SAD und Winter-Blues besteht darin, dass helles Licht den Patienten in beiden Kategorien helfen kann. Der Unterschied zwischen den beiden Kategorien besteht darin, dass Menschen, die den SAD-Kriterien entsprechen, professioneller Hilfe bedürfen und Lichttherapie als Teil eines umfassenden Evaluierungs- und Behandlungsplans erhalten sollten. Patienten, die nur von leichteren winterlichen Veränderungen betroffen sind, können ihre Symptome meist schon zufrieden stellend lindern, indem sie einfach die Lichtmenge in ihrer Lebens- und Arbeitsumgebung erhöhen. Seit SAD und Winter-Blues im Gespräch sind, erkennen immer mehr Menschen, dass ihr Energiehaushalt im Winter mehr oder weniger auffällig absinkt und ziehen eine Lichttherapie in Betracht, ohne vorher jemals das Gefühl gehabt zu haben, der Winter sei für sie problematisch. Ab Seite 25 findet der interessierte Leser Anhaltspunkte dafür, ob ein Arztbesuch angeraten sein kann.

Häufige Fragen zum Thema SAD

1. Wie häufig tritt SAD auf? Wie viele Menschen leiden darunter? Tritt die Erkrankung in nördlicheren Breitengraden in verschärfter Form auf?

Mehrere Wissenschaftler sind dieser Frage nachgegangen. Viele von ihnen haben zu diesem Zweck Versionen des auf den Seiten 20 und 21 abgebildeten SPAQ-Tests (Abbildung 1) eingesetzt, anhand dessen auch Sie Ihre Saisonfühligkeit beurteilen konnten. Studien in verschiedenen Teilen der USA lassen darauf schließen, dass sowohl SAD als auch subsyndromale SAD (Winter-Blues) im Norden weiter verbreitet sind als im Süden. Tabelle 3 zeigt, wie hoch der Prozentsatz der von SAD oder subsyndromaler SAD betroffenen Bevölkerung in verschiedenen Breitengraden eingeschätzt wird.

Aus Tabelle 3 ist zu ersehen, dass die veranschlagten Zahlen für SAD und Winter-Blues in den USA generell hoch sind. Dr. Leora Rosen und ihre Kollegen schätzen, dass sechs Prozent der amerikanischen Bevölkerung oder 16 Millionen Menschen unter SAD und 14 % oder über 39 Millionen Menschen unter subsyndromaler SAD leiden.

Zählt man die Gruppen der SAD-Patienten und die Menschen zusammen, die von subsyndromaler SAD (S-SAD) betroffen sind, so würden 20 % der US-amerikanischen Bevölkerung oder 56 Millionen Menschen von verbesserten Lichtbedingungen profitieren.

Diese Schätzungen mögen für die meisten nördlichen Breitengrade etwas hoch gegriffen sein, da Dr. John Booker und Dr. Carla Hellekson in ihrer Studie in Fairbanks,

Alaska (64° nördlich), eine SAD-Verbreitung von neun Prozent und eine Winter-Blues-Verbreitung von 19 % ermittelten. Aber auch wenn diese Zahlen niedriger sind als die Zahlen, die man auf Grund der Studie von Dr. Rosen und ihren Kollegen erwartet hätte, so bestätigt die Studie, dass SAD und Winter-Blues im Norden extrem häufig auftreten.

Breitengrad	Bundesstaaten in den USA und Kanada	SAD (%)	Subsyndromale SAD (%)
40 – 50°	Washington, Montana, North Dakota, Minnesota, Nord-Michigan, Maine, südliches Quebec, südliches Ontario, Manitoba, Saskatchewan, Alberta und British Columbia	10,2	20,2
40 –45°	Oregon, Idaho, Wyoming, South Dakota, Nebraska, Iowa, nördliches Indiana, Massachusetts, Ohio, Wisconsin, Pennsylvania, New York, Vermont, New Hampshire, Rhode Island, Connecticut, New Jersey	8,0	17,1
35 – 40°	Nordkalifornien, Nevada, Utah, Colorado, Kansas, Oklahoma, Missouri, südliches Illinois, Tennessee, Kentucky, West Virginia, Maryland, Delaware, Virginia, Washington, D.C., North Carolina	5,8	13,9
30 – 35°	Südkalifornien, Arizona, New Mexiko, Texas, Arkansas, Louisiana, Mississippi, Alabama, Georgia, South Carolina	3,6	10,6
25 – 30°	Mexico, südliches Texas, Florida	1,4	7,5

Tabelle 3: Geschätzte Verbreitung von SAD und subsyndromaler SAD auf verschiedenen Breitengraden der USA und Kanada.

Anmerkung: Diese Tabelle basiert auf einer gemeinsamen Studie des NIMH, des Psychiatric Institute of America, des New York State Psychiatric Institute und des Walter Reed Army Institute of Research. Die Zahlen für die verschiedenen Breitengrade wurden von Dr. Leora N. Rosen auf der Basis von nur vier Standorten hochgerechnet: Nashua; New Hampshire; New York City; Montgomery County, Maryland und Sarasota, Florida. Die Verallgemeinerung dieser Zahlen auf andere Teile der Vereinigten Staaten und Kanada muss deshalb nicht korrekt sein.

Zum Vergleich mit Tabelle 3 finden Sie im Folgenden die Breitengrade für einige europäische Länder:

60 – 55°	Dänemark, der südliche Teil von Norwegen, Schweden
50 – 55°	Großbritannien, Norddeutschland
45 – 50°	Nordfrankreich, Norditalien, Schweiz, Österreich, Rumänien, Ungarn, Tschechien, Süddeutschland, Kroatien, Slowenien
40 – 45°	Südfrankreich, Nordspanien, Nordportugal, Albanien, Bulgarien
35 – 40°	Südportugal, Südspanien, Griechenland

Für Europa liegen ebenfalls epidemiologische Daten zur Frage der Häufigkeit von SAD und ihrer subsyndromalen Form vor. Aus Tabelle 4 kann entnommen werden, dass die Verhältnisse nicht ganz so einfach wie in den USA mit einem Nord-Süd-Gefälle zu beschreiben sind, da kulturelle Einflüsse bzw. Migration offenbar eine größere Rolle spielen. In Island werden z. B. vergleichsweise niedrige Zahlen gefunden, was von den Forschern (Dr. Magnusson und Dr. Stefansson) durch Migrationseffekte erklärt wird, da Island ein Land ist, aus dem man ausschließlich aus- und nicht einwandert. Offensichtlich sind die Menschen, die mit dem Klima besser zurechtkommen, im Land verblieben. Die niedrigen Zahlen in Island haben also eine genetische Erklärung.

Breitengrad	Länder	SAD (%)	S-SAD (%)	SAD und S-SAD
63 – 67°	Island	3,6	6,9	11,3
66°	Finnland	7,1	11,8	18,9
60°	Norwegen	11	-	-
55 – 60°	Schweden	3,9	13,9	17,8
53°	Niederlande	3	8,2	11,2
47°	Schweiz	-	-	10,4

Tabelle 4: Geschätzte Verbreitung von SAD und subsyndromaler SAD auf verschiedenen Breitengraden in Europa.

Anmerkung: Die Tabelle basiert auf verschiedenen in Europa durchgeführten Studien von Hagfors (Schweden, Finnland), Lingjaerde (Norwegen), Magnusson (Island), Mersch (Niederlande), Wicki und Wirz-Justice (Schweiz).

2. Ist SAD das gleiche wie die sprichwörtliche »Weihnachtsdepression« oder »Feiertags-Tristesse«?

Praktizierende Therapeuten haben in der Weihnachtszeit recht häufig mit Patienten zu tun, die sich traurig und niedergeschlagen fühlen. Weihnachten ist eine Zeit, in der wir meinen, glücklich sein zu müssen. Vielen von uns gelingt das auch. Es gibt aber auch Menschen, bei denen sich die erwartete Stimmung nicht einstellt: Einsame Menschen, Menschen ohne Familie oder Freunde, fühlen sich angesichts der Familienfeste und Partys um sie herum verlassener als sonst. Weihnachten ist eine Zeit der Einkehr, der sehnsüchtigen Erinnerung an vielleicht bessere Zeiten. Es ist auch eine Zeit, in der wir verstorbene Verwandte oder Freunde noch mehr als sonst vermissen.

Die Feiertage sind besonders schwer für Menschen, die in dysfunktionalen Familien aufgewachsen sind – Familien, in denen Konflikte, Ärger, Gewalt und Missbrauch die Atmosphäre prägten. Kinder und Jugendliche, die in solchen Familien groß werden, erleben die Zeit um Weihnachten und den Jahreswechsel herum oft als doppeldeutig

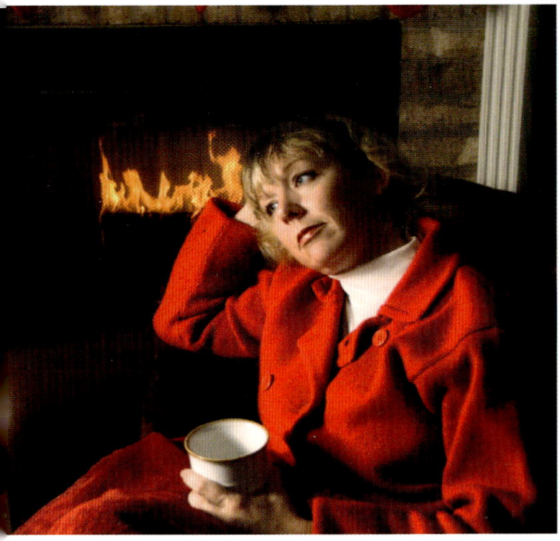

und verwirrend. Sie sehen, wie andere Familien diese Zeit gestalten und genießen – im Gegensatz zu ihrer eigenen. Es kann gut sein, dass ihre Eltern sogar Wert auf das äußerliche Drumherum legen. Trotzdem stellt sich eine wirkliche Festtagsstimmung der Geborgenheit und Ausgelassenheit nicht ein.

Als Erwachsene rollen Kinder aus dysfunktionalen Familien an den Feiertagen diese Konflikte in ihren eigenen Familien oft neu auf. Sie spüren den Druck, eine Festtagsatmosphäre zu schaffen, werden aber von Gefühlen der Traurigkeit, Wut und Verwirrung überflutet, wenn (manchmal unbewusst) Erinnerungen an die unglückliche Weihnachtszeit ihrer Kindheit hochsteigen.

Wir haben erlebt, wie die Psychotherapie solchen Menschen hilft, die Wurzel ihrer Traurigkeit, ihres Ärgers und ihrer Verwirrung zu verstehen. Sobald dieser erste Schritt getan ist, können sie vielleicht zulassen, die Maske der Festtagsstimmung abzulegen, wenn ihnen nicht wirklich nach Feiern zumute ist; in vielen Fällen bedeutet allein das eine immense Befreiung. Mit der Aufarbeitung der emotionalen Verletzungen der Kindheit kann sich nach und nach das Gefühl einstellen, Feste wirklich feiern zu wollen – nicht unbedingt in der konventionellen Weise, sondern auf ganz eigene Art. Die Patienten erleben diese neuen Feste als etwas ganz anderes als die Feiertage ihrer Kindheit: als spontane Gefühle der

Feiertags-Tristesse: Psychotherapie hilft bei der Aufarbeitung.

Freude, nicht als stereotype Pflichtübungen, die man ihnen abverlangt. Diese Form der »Feiertagsdepression« lässt sich also durch Psychotherapie sehr gut behandeln.

Traurigkeit stellt in der Regel die einzige Gemeinsamkeit zwischen SAD und »Weihnachtsdepression« dar. Im Gegensatz zu der Traurigkeit, die aus psychologischen Konflikten oder als Teil unseres Alltagslebens erwächst, verstehen wir unter »Depression« im klinischen Sinne einen über mehrere Wochen anhaltenden Zustand, der mit körperlichen Veränderungen verbunden ist: z. B. mit Veränderungen im Ess- und Schlafverhalten, im Energiehaushalt oder in der Funktionsfähigkeit im Alltag. SAD-Patienten weisen typischerweise alle diese Symptome auf.
Dagegen gibt es keine Anzeichen dafür, dass die Beschreibung auf Menschen zutrifft, die auf Weihnachten oder die Festtage um den Jahreswechsel herum depressiv reagieren.

Eine Reihe von Studien hat sich eingehend mit dem Feiertags-Blues beschäftigt und z. B.

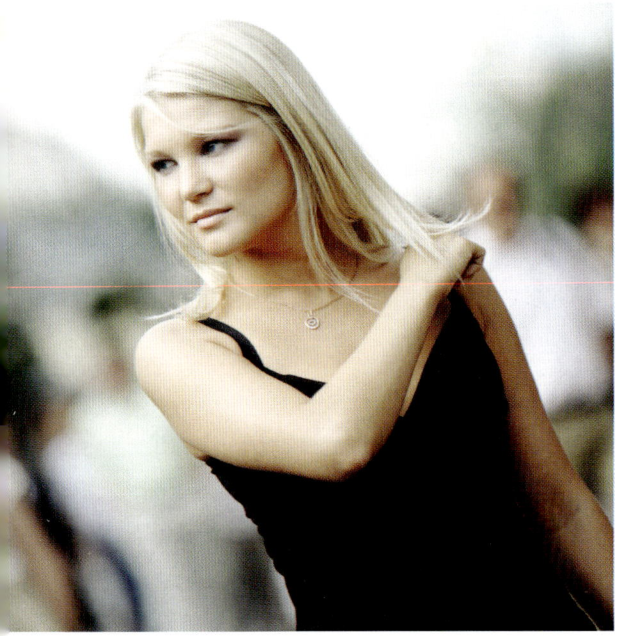

untersucht, wie viele Patienten in der Weihnachtszeit die psychiatrische Notaufnahme aufsuchten oder in psychiatrischen Kliniken aufgenommen wurden. Keine dieser Studien konnte jedoch einen Beweis dafür erbringen,

Traurige Jahrestage belasten, haben aber nichts mit SAD zu tun.

dass »Weihnachtsdepressionen« überhaupt relevant sind. Eine Studie ergab sogar, dass in den Tagen vor großen Feiertagen weniger Patienten als sonst in die psychiatrische Notaufnahme kommen, während ihre Zahl in den Tagen kurz danach ansteigt.

Es scheint, als wollten sich die Leute nicht das Fest verderben und würden erst die Feiertage abwarten, bevor sie die Notaufnahme aufsuchen oder sie sind vor den Feiertagen so beschäftigt mit Vorbereitungen, dass sie erst danach in ein Loch fallen.

Der Feiertags-Blues ist also weder mit körperlichen Veränderungen verbunden noch spielt er in Studien über das Aufsuchen der psychiatrischen Notaufnahmen eine Rolle.

Trotzdem kann er sowohl eine Quelle seelischer Qual als auch ein Hinweis auf ungelöste Probleme der Vergangenheit sein. Es lohnt sich, einem solchen Hinweis in einer Psychotherapie nachzugehen: Probleme mit den Feiertagen lassen sich lösen und die Patienten können lernen, die Weihnachtszeit und andere Festtage wirklich zu genießen.

3. Ist es möglich, sich regelmäßig zu einer bestimmten Zeit im Jahr schlecht zu fühlen, weil in der Vergangenheit zu dieser Zeit etwas Schlimmes passiert ist?

Natürlich sehen wir in der Praxis Patienten, bei denen am oder um den Jahrestag eines traumatischen Erlebnisses herum Symptome auftreten. Sigmund Freud kannte dieses Phänomen, als er 1895 über Fräulein Elisabeth von R. schrieb: »Außer dieser nachholenden Träne, die sich an den Todesfall mit kurzem Intervall anschließt, hält diese Frau periodische Erinnerungsfeiern alljährlich um die Zeit der einzelnen Katastrophen, und hier folgt ihre lebhafte visuelle Reproduktion und ihre Affektäußerung getreulich dem Datum.«

Auch der Dichter Longfellow wusste um »die geheimen Jahrestage des Herzens, wenn der reißende Fluss der Gefühle über die Ufer tritt«. Reaktionen dieser Art stellen sich in der Regel pünktlich mit einem bestimmten Jahrestag ein und halten im Gegensatz zu SAD nicht wochen- oder monatelang an.

Nach meiner Erfahrung versuchen viele SAD-Patienten oder ihre Therapeuten, einen Zusammenhang zwischen den Symptomen und einem bestimmten Jahrestag herzustellen. Immer wieder vermuten Patienten: »Ich dachte immer, es läge daran, dass in dieser Zeit des Jahres die Schule wieder beginnt.« Oder sie erinnern sich an einen Verlust, den sie im Oktober oder Februar erlitten haben. Die Mutter eines meiner Patienten z. B. war im September gestorben. Sein Psychotherapeut hatte vergeblich versucht, einen Zusammenhang zwischen ihrem Todestag und den Winterdepressionen des Patienten herzustellen: Es gelang ihm nicht, den Patienten von diesem Erklärungsmuster zu überzeugen.

In der Regel halten Erklärungen dieser Art einer sorgfältigen Prüfung nicht stand. Erstens dauern SAD-Symptome in vielen Fällen fünf Monate (fast ein halbes Jahr lang) an. Diese Zeit müsste also mit sehr vielen unangenehmen Ereignissen der Vergangenheit assoziiert sein. Zweitens: Warum sollte eine Reaktion auf einen Gedenktag im Januar oder Februar bereits im September oder Oktober einsetzen? Und drittens: Depressive Reaktionen auf einen Jahrestag lassen sich wohl kaum durch eine Behandlung mit hellem Licht lindern. Viertens: Warum zeigen diese Patienten keine Reaktionen auf Ereignisse aus den Sommermonaten?

4. Gibt es Menschen, die am Abend, wenn die Sonne untergeht, SAD-ähnliche Symptome entwickeln?

Ja, die gibt es. Ein Psychoanalytiker erkannte dieses Symptom und bezeichnete es nach dem Abendstern in der griechischen Mythologie als »Hesperos-Depression«. Einige SAD-Patienten klagen über dieses Problem. Beispielsweise stellte eine Patientin fest, nach Sonnenuntergang nicht mehr arbeiten zu können. Bei einer anderen war Sex nur tagsüber möglich, wenn die Sonne schien.

Solche Reaktionen deuten auf eine unmittelbare Reaktion auf das Licht hin. Dies deckt sich mit der Erfahrung, die manche Patienten im Zusammenhang mit der Lichttherapie machen, wenn ihre Energie – wie wir selbst beobachten konnten – bereits innerhalb der ersten halben Stunde der Lichtbehandlung ansteigt.

Zusammenfassung

- ☐ Bei Kindern sollten Aufmerksamkeitsdefizite und Lernschwierigkeiten besonders genau beobachtet werden – sie sind möglicherweise auf SAD zurückzuführen.
- ☐ Auch im Sommer können bei Patienten mit Herbst-/Winter-SAD Probleme in Form von unkontrollierten Stimmungshochs auftreten. Konsumrausch sowie Funktionsunfähigkeit können die Folge sein.
- ☐ Der Winter-Blues, eine schwächer ausgeprägte Form der SAD, kann oft schon durch erhöhte Lichtexposition im Alltag bekämpft werden.
- ☐ Die SAD zeigt im Unterschied zu anderen Depressionsformen eine andere Symptomatologie (vermehrtes Schlafen, vermehrtes Essen, Kohlenhydratheißhunger und Auftreten in der dunklen Jahreszeit).

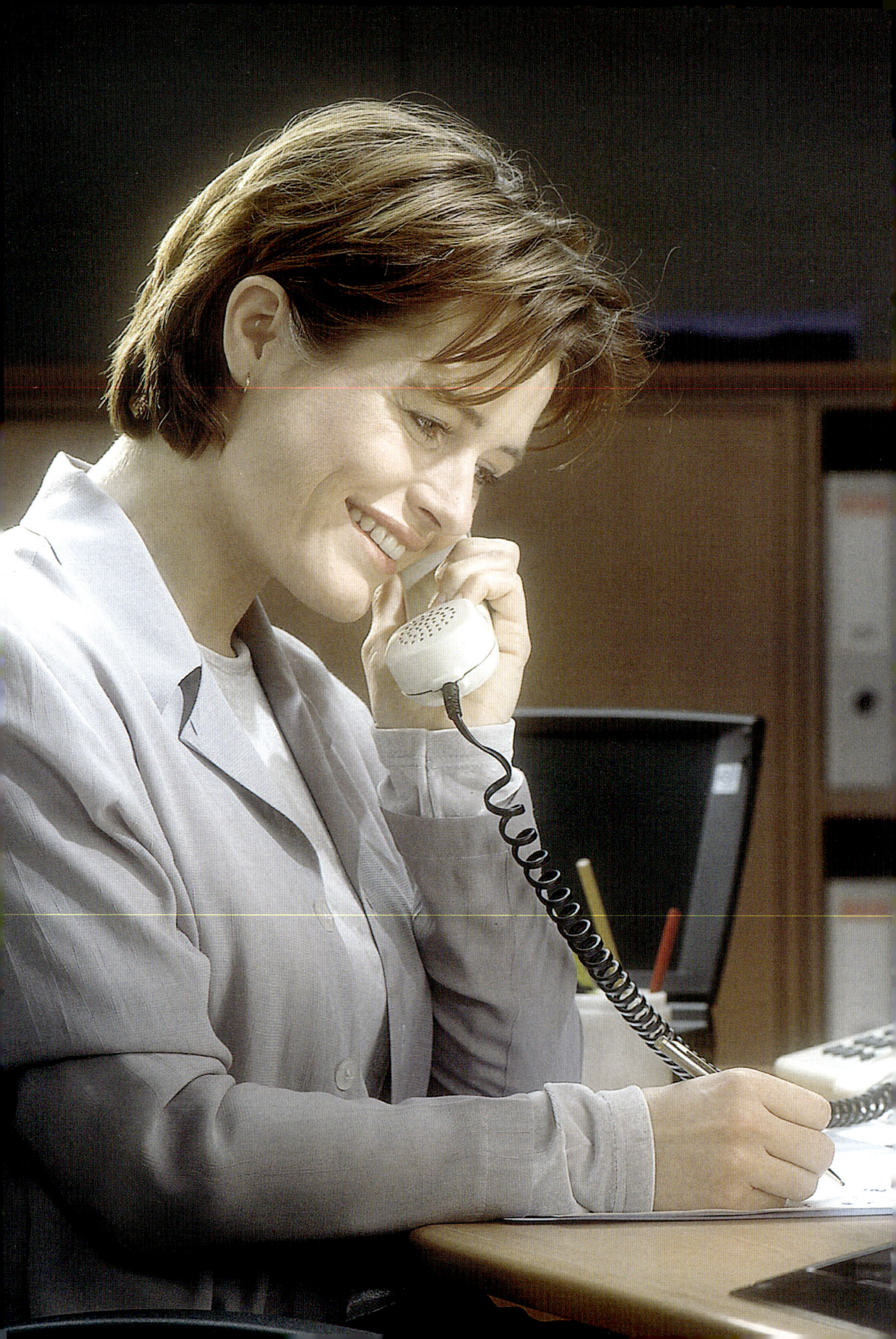

Behandlungs-
formen

Lichttherapie ist die Behandlungsform erster Wahl bei Winterdepressionen. Schlägt diese Methode allein nicht an, sollte man eine Kombination mit anderen Behandlungsformen – beispielsweise Psychotherapie oder Gabe von Antidepressiva – in Betracht ziehen.

> *Alle reden über das Wetter;*
> *aber niemand tut etwas dagegen.*
>
> *Charles Dudley Warner*

Es gehört zu den aufregendsten Entdeckungen zum Thema SAD, dass damit verbundene Winterdepressionen in den meisten Fällen durch Lichttherapie gelindert werden können. Regelmäßig wiederkehrende Sommerdepressionen dagegen scheinen eher von der Außentemperatur als vom Licht beeinflusst zu sein. Deshalb ist es möglich, dass eine kühle Umgebung Menschen helfen kann, die an den sommerlichen Hundstagen Depressionen bekommen.

Da Winterdepressionen (zumindest in den nördlichen Ländern) häufiger als Sommerdepressionen auftreten und besser erforscht sind, befasst sich dieser Teil des Buches in der Hauptsache damit, wie man die grauen Wintertage am besten bewältigt.

Vor- und Nachteile jeder Behandlung sorgfältig abwägen!

Therapeuten, die ihre eigene Theorie für die allein selig machende halten, haben die Entwicklung optimaler Behandlungsformen für emotionale Störungen stark verzögert. Voreingenommenheit verstellt den Blick auf andere mögliche Behandlungswege. Viele moderne Therapeuten haben gelernt, eklektizistisch zu verfahren und sind heute eher bereit, verschiedene Behandlungsformen miteinander zu kombinieren. Das ist natürlich nur möglich, wenn ein Therapeut Erfahrung mit unterschiedlichen Behandlungsformen besitzt oder aber bereit ist, einen Patienten weiterzuüberweisen, wenn ihm die Qualifikation für eine bestimmte Behandlung fehlt. Dieses Ideal findet in der Praxis oft keine Entsprechung.

Möglicherweise sind einem Therapeuten neue Entwicklungen auf dem einen oder anderen Gebiet entgangen oder er steht einer neuen Behandlung skeptisch gegenüber, ohne sich wirklich eingehend mit ihrem Für und Wider befasst zu haben. Für den Patienten kann das heißen, dass er eine notwendige Behandlung erst spät oder überhaupt nicht erhält. Dieses Problem betrifft v. a. Krankheiten wie SAD und Behandlungen wie die Lichttherapie, die erst seit kurzem bekannt sind.

Nach unserer Erfahrung merkt ein Patient normalerweise, wenn ein Therapeut eine neue Behandlungsform ablehnt. Vielleicht äußert sich der Therapeut kritisch oder entmutigend, ohne gute Gründe für seine Bedenken nennen zu können. Oder er »interpretiert« den Wunsch, eine andere Behandlung auszuprobieren, als »Widerstand« des Patienten, sich mit den eigentlichen Gründen seines Problems auseinander zu setzen. Patienten haben das Recht, auf Fragen nach neuen Behandlungsformen sachliche Antworten zu bekommen. Der Therapeut sollte ihre Erkundigungen ernst nehmen. Letztlich kommt es nur auf eines an: Mit welcher Wahrscheinlichkeit kann eine vorgeschlagene Behandlung dem Patienten helfen und welche Nachteile könnten damit verbunden sein?

Wir hatten einen Patienten, der selbst Arzt war und sich einer traditionellen Psychoanalyse unterzog. Als er die Möglichkeit einer Lichttherapie für sich selbst erwog, »inter-

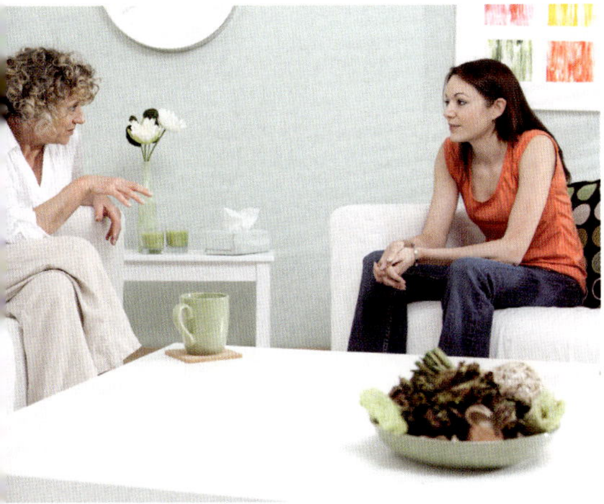

pretierte« sein Analytiker seinen Wunsch als Versuch, sich der Auseinandersetzung mit seinen unbewussten Konflikten zu entziehen. Der Patient informierte sich trotzdem über die Lichttherapie und entschloss sich, am Forschungsprogramm des NIMH teilzunehmen. Sein Analytiker stellte ihn daraufhin, wie es dem harten Kurs alter Schule entspricht, vor das Ultimatum: Lichttherapie oder Analyse, aber nicht beides zugleich. Der Patient entschied sich für die Lichttherapie und ist bisher sehr gut damit gefahren. Allerdings musste er wegen des Ultimatums die Psychoanalyse abrupt beenden. Dies war für seine Behandlung als Ganzes gesehen alles andere als ideal.

Prinzipiell kann ein Patient ohne weiteres von mehreren Ärzten und Therapeuten parallel behandelt werden. Es gibt einige Leute, die sich erfolgreich einer Lichttherapie und gleichzeitig anderen Therapieformen einschließlich der Psychoanalyse unterzogen haben.

Jeder depressive Mensch sollte die Hilfe eines qualifizierten Therapeuten suchen. Das gilt auch für Menschen mit SAD. Eine SAD-Diagnose lässt sich zwar auf Grund der Krankengeschichte eines Patienten meist recht einfach stellen. Aber: Es gibt andere Krankheiten, die wie SAD aussehen – z. B. Schilddrüsenunterfunktion (Hypothyreose), Unterzuckerung (Hypoglykämie), chronische Virenerkrankungen sowie chronische Müdigkeit. Bevor eine SAD-Diagnose gestellt wird, sollten diese Alternativerkrankungen in Betracht gezogen und ausgeschlossen werden. Schlägt der erste Behandlungsversuch nicht gleich an, so ist es wichtig, dass der Patient nicht verzweifelt und andere Ansätze ausprobiert. Möglicherweise wurde auch die Behandlung nicht korrekt durchgeführt. Ein Arzt oder Psychiater wird das erkennen und notwendige Korrekturen vorschlagen. Falls sich Nebenwirkungen einstellen, kann ein Spezialist sie minimieren.

Den Therapeuten in Eigenverantwortung auswählen!

Ein amerikanischer Slogan heißt: »Ein informierter Kunde ist der beste Kunde.« Das gilt im Gesundheitswesen genauso wie beim Autokauf. Eines der Hauptziele dieses Buches ist es, Menschen, die Probleme mit den Jahreszeiten haben, dabei zu unterstützen, die bestmögliche Hilfe für ihr Problem zu bekommen.

Die folgenden Kapitel bieten deshalb einen vollständigen Überblick über die Behandlungsformen, unter denen Menschen mit saisonalen Schwierigkeiten wählen können. Wir hoffen, damit nicht nur den Betroffenen selbst, sondern auch ihren Familien und Freunden weiterzuhelfen.

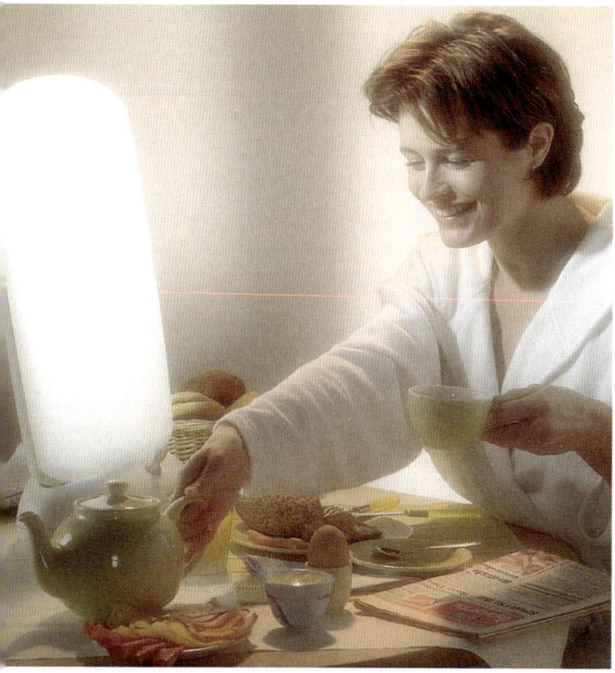

Lichttherapie

Lichttherapie ist eine relativ neue Behandlungsform für Depressionen, und wir sind immer noch dabei, ihre optimale Anwendung zu erproben. Tatsächlich hat sich unser Wissen über die Lichttherapie bereits innerhalb weniger Jahre grundlegend verändert.

Dieses Kapitel stellt die neuesten Erkenntnisse zur Lichttherapie vor, wobei wir uns darüber im Klaren sind, dass diese von Zeit zu Zeit aktualisiert werden müssen.

Das Kapitel ist in drei Teile gegliedert: grundlegende Prinzipien und Überlegungen bei der Anwendung der Lichttherapie, praktische Aspekte der Durchführung und neue Entwicklungen der Lichttherapie.

Lichttherapie: grundlegende Prinzipien und Überlegungen

»Mehr Licht« verlangte Goethe, als er auf dem Sterbebett lag. Mit diesen Worten benannte er das Hauptprinzip jeder erfolgreichen Lichttherapie. Patienten mit SAD entwickeln ihre Symptome im Winter oder in Situationen, in denen es ihnen an Licht fehlt. Forschungsergebnisse von Dr. Dan Oren und seinen Kollegen am NIMH zeigten, dass SAD-Patienten im Winter nicht weniger Licht bekommen als nicht-saisonabhängige Menschen – sie brauchen einfach mehr davon. Warum, wissen allein die Götter.

Welche Art von Licht wirkt am besten?

Mehr Licht bereitzustellen – vor dieser Herausforderung standen wir, als wir Anfang der achtziger Jahre mit der Behandlung von Herb Kern begannen. Zu diesem Zweck verwendeten wir eine Lichtbox aus Metall mit mehreren Leuchtstoffröhren, die im Grunde wie eine Deckenleuchte aussah, aber in eine aufrechte Position gebracht und auf einen Tisch gestellt wurde. Die Installation bestand aus Leuchtstoffröhren (im Gegensatz zu Glühbirnen) und einem vorgesetzten Schirm, der dazu diente, das Licht über eine große Oberfläche zu verteilen. Es wurde nachgewiesen, dass Licht, das auf diese Weise gestreut wird, für die Augen verträglicher ist als Licht, das von einer kleinen Quelle wie dem Glühfaden einer normalen Glühbirne oder Halogenlampe ausgeht.

Die meisten Lichttherapiestudien setzen Leuchtstoffröhren ein. Die Wirksamkeit von Leuchtstoffröhren ist also besser erforscht als die von Glühbirnen. Wichtiger allerdings ist die Frage der Sicherheit, bei der Leuchtstoffröhren eindeutig besser abschneiden. Es werden zwar Geräte mit nicht abgeschirmten Glühbirnen angeboten, wir raten jedoch von ihrer Anwendung ab, weil weder ihre Wirksamkeit noch ihre Sicherheit ausgetestet sind. Möglicherweise bringen auch Glühbirnen einen Nutzen, aber nur wenn das Licht indirekt einfällt – z. B. wenn es von einer Oberfläche abstrahlt, so dass Sie nicht direkt in das Licht schauen müssen (nähere Informationen dazu finden Sie ab Seite 93 unter »Zukunftsmusik: Lichträume« und »Indirektes Licht«).

Einige Studien befassten sich damit, welche Farbe das Licht haben muss, um eine antidepressive Wirkung erzielen zu können. Dr. Dan Oren und seine Kollegen am NIMH zeigten, dass grünes Licht, auf das die Augen am empfindlichsten reagieren, wirksamer ist als rotes Licht. Dr. George Brainard am Jefferson Medical Center und Kollegen am NIMH haben nachgewiesen, dass weißes Licht wirksamer als blaues oder rotes Licht ist.

Die Mehrzahl der Studien setzt weiße Leuchtstoffröhren ein, die auch in den meisten Standardgeräten enthalten sind. Eine Reihe von Herstellern bietet diese Lampen an und nichts deutet darauf hin, dass ein Typ einem anderen überlegen wäre.

In unseren ersten Studien setzten wir Licht ein, das das Farbspektrum des Sonnenlichts imitierte – so genannte Vollspektrumlampen. Die Forschung hat keinen Hinweis darauf gefunden, dass diese Lampen gesundheitsfördernder sind als normale weiße Leuchtstoffröhren. Hinzu kommt, dass die Hersteller von Vollspektrumlampen versuchten, das Farbmuster (d. h. die Wellenlängen) des Sonnenlichts zu kopieren, so dass Vollspektrumlampen mehr ultraviolettes Licht abstrahlen als normale Leuchtstoffröhren. Es gibt keinen Hinweis dafür, dass UV-Strahlen zur Therapie von SAD notwendig oder auch nur vorteilhaft sind. Dagegen stellt ihre potentiell schädliche Wirkung sowohl für die Haut als auch für die Augen einen großen Nachteil dar. Mehrere Hersteller haben dieses Problem erkannt und bieten Geräte mit speziellen Filterscheiben an, die die ultravioletten Strahlen, die auch normale Leuchtstoffröhren abgeben, fast restlos herausfiltern.

Geräte mit Leuchtstoffröhren und UV-Filter verwenden!

Darüber hinaus ist es möglich, den Anteil der UV-Strahlen durch den Einsatz so genannter Breitspektrumröhren zusätzlich zu vermindern. Achten Sie also beim Kauf einer Lichtbox darauf, dass das Gerät UV-Strahlen ausfiltert!

Wie wirkt das Licht?

Wir haben bereits früher darauf hingewiesen, dass der Behandlungserfolg von der Lichtmenge abhängt, die die Augen erreicht. »Warum die Augen und nicht die Haut?« haben Sie sich vielleicht gefragt. Das ist eine Frage, die auch wir uns gestellt haben, als wir mit der Erforschung der Lichttherapie begannen.

Deshalb variierten wir bei der Behandlung von SAD-Patienten die Bedingungen: Die eine Alternative bestand darin, das Licht auf die Augen, die andere, es auf die Haut auszurichten. Die Lichtaufnahme über die Augen brachte sehr viel bessere Ergebnisse. Wir folgerten daraus: Offenbar wird die antidepressive Wirkung der Lichttherapie auf SAD-Patienten über die Augen, nicht über die Haut erzielt. Diese Erkenntnis lässt wichtige Rückschlüsse auf die Behandlung zu: Erstens müssen Sie während einer Lichtbehandlung darauf achten, wo sich das Licht in Relation zu Ihren Augen befindet. Zweitens werden Behandlungen, die primär auf die Haut abzielen, SAD-Patienten wahrscheinlich keine Erleichterung bringen. Lichtbehandlungen wie sie in Sonnenstudios üblich sind, können deshalb nach dem heutigen Erkenntnisstand nicht zur Behandlung von SAD empfohlen werden. Es gibt keine schlüssigen Beweise dafür, dass sie anschlagen.

Vor allem aber gehen von Sonnenbänken erhebliche Mengen ultravioletter Strahlen aus, die sowohl für die Haut als auch für die Augen schädlich sein können.

Forschungsergebnisse und klinische Erfahrungen zeigen, dass die Lichttherapie schon dann sehr gut wirkt, wenn Sie einfach mit geöffneten Augen und im richtigen Abstand vor der Lichtbox sitzen. Es ist nicht notwendig, ständig ins Licht zu starren, obwohl es gefahrlos ist und hilfreich sein kann, das von Zeit zu Zeit zu tun.

Die Lichttherapie funktioniert also auch, wenn Sie nicht direkt auf die Lichtquelle blicken. Das lässt den Schluss zu, dass die ganze Netzhaut und nicht nur der zentrale und für Lichtreize empfänglichste Teil des Auges an der Reaktion auf die Lichttherapie beteiligt ist. Der Rand der Netzhaut, der dazu dient, Dinge wahrzunehmen, die sich am Rand des Blickfelds abspielen, enthält viele Sinneszellen, die das Licht einfangen können. Möglicherweise sind diese Sinneszellen die Mittler, die für die antidepressive Wirkung des Lichts sorgen.

Wie viel Licht ist wünschenswert?

Wie Sie sich vielleicht erinnern, lag bereits unseren ersten Lichtexperimenten die Hypothese zugrunde, dass die Lichtmenge, die das Auge erreicht (die »Lichtstärke«) einen wichtigen Faktor für den Behandlungserfolg darstellt. Diese Hypothese hat sich als richtig erwiesen, zumindest was Lichtboxen anbelangt.

Die Einheit der Lichtstärke heißt Lux (lx). In einem Schlafzimmer, das von einer einzigen Nachttischlampe beleuchtet wird, beträgt die Lichtstärke etwa 100 Lux, in normal ausgeleuchteten Räumen 300 bis 500 Lux, in hell erleuchteten Großraumbüros 500 bis 1000 Lux. Die erste Lichtbox, die wir zur Behandlung von Herb Kern einsetzten, lieferte 2.500 Lux – ungefähr fünfmal so viel Licht wie eine normale Raumbeleuchtung in den Wintermonaten. Moderne Versionen dieser Lichtbox sind nach wie vor zu haben. Unsere ersten Studien am NIMH hatten gezeigt, dass Behandlungen mit 2.500 Lux besser anschlagen als Behandlungen mit 100 bis 300 Lux.

Zu den Problemen der Anfangszeit gehörte, dass die Patienten oft mehrere Stunden am Tag vor der Lichtbox sitzen mussten – ein Zeitaufwand, der für viele von ihnen inakzeptabel war.

Um dieses Problem zu lösen, entwickelten Dr. Michael Terman und Dr. Jiuan Terman von der Columbia University eine Lichtbox, die mit einer Lichtstärke von 10.000 Lux auf das Auge wirkt. Diese Box hat den Vorteil, dass sie die gewünschte antidepressive Wirkung in sehr viel kürzerer Zeit bringt – in manchen Fällen genügt schon eine tägliche Anwendungszeit von dreißig Minuten.

Mit dem Wissen, dass sehr intensives Licht ein Antidepressivum ist, wird es möglich, auch das natürliche Sonnenlicht therapeutisch zu nutzen. Wenn Sie z. B. an einem Wintertag in den Himmel schauen, nimmt das Auge mehrere tausend Lux auf. Achten Sie aber darauf, niemals direkt in die Sonne zu blicken, auch im Winter nicht. Je nach Beschaffenheit der Oberfläche, von der das Licht reflektiert wird, verändert sich die Lichtstärke, die das Auge trifft. Gras, Bäume und Sträucher z. B. können die Stärke des in die Augen gelangenden Tageslichts um bis zu 90 % reduzieren. Verschneite Landschaften dagegen sind oft blendend hell und liefern den Augen mehr Licht als die hellsten Lichtboxen.

Die aufgenommene Lichtmenge hängt nicht nur von der Stärke der Lichtquelle ab, sondern auch davon, wie lange Sie sich dem Licht aussetzen. Beispielsweise kann eine zweistündige Behandlung mit 2.500 Lux am Tag die gleiche antidepressive Wirkung bringen wie eine Behandlung von täglich dreißig Minuten mit 10.000 Lux. Obwohl die höhere Lampenstärke die Behandlungszeit reduziert, lassen vorausgegangene Erfahrungen mit der niedrigeren Lampenstärke keine sicheren Rückschlüsse auf die benötigte Zeitdauer zu. In der Praxis müssen Sie sich meistens auf Versuche verlassen. Weitere Informationen dazu finden Sie in den folgenden Abschnitten.

Zu welcher Tageszeit sollte die Lichttherapie erfolgen?

Es gehört zu den umstrittensten Fragen der Lichttherapie, ob der Behandlungserfolg von der Tageszeit abhängig ist. Machen wir es kurz: Soweit wir heute wissen, spielt es in den meisten Fällen keine Rolle, zu welcher Tageszeit die Lichttherapie durchgeführt wird. Die Kontroverse hält an, weil die Forschungsergebnisse zu diesem Thema etwas widersprüchlich sind. Unsere anfänglichen Erfahrungen am NIMH deuteten darauf hin, dass der Behandlungszeitpunkt keine Rolle spielt. Lichtbehandlungen am Abend – oder sogar in der Tagesmitte – schienen ebenso gut zu wirken wie Lichtbehandlungen am Morgen.

Effizientere Lichtboxen verkürzen die Behandlungszeit.

Dagegen legten sorgfältig dokumentierte Studien von Dr. Alfred J. Lewy und Dr. Robert Sack in Oregon sowie von Dr. David Avery und Kollegen in Seattle nahe, dass Patienten auf Lichtbehandlungen sehr viel besser reagieren, wenn diese morgens statt abends verabreicht werden.

Avery kam zu dem Ergebnis, dass die Behandlung am Morgen besonders gut bei SAD-Patienten anschlägt, die morgens gern verschlafen. Die Forscher nutzten für ihre Studien als Versuchsplan die in der Lichttherapie zum Standard gewordene »Variation innerhalb«, bei der dieselben Patienten nacheinander zwei verschiedenen Behandlungsvarianten ausgesetzt werden.

In einer neueren Studie setzten Dr. Anna Wirz-Justice und Kollegen in Basel einen anderen Versuchsplan ein, die so genannte »Variation zwischen«. Dieser Ansatz teilt die Patientenpopulation in zwei oder mehr Gruppen; jede Gruppe erhält jeweils eine andere Behandlungsvariante. In anderen Worten, die Patienten steigen nicht auf die Alternativbehandlung um. Diese Studie ergab keinen Unterschied zwischen Lichtbehandlungen, die am Morgen verabreicht wurden und Lichtbehandlungen, die am Nachmittag oder Abend durchgeführt wurden.

Wie lassen sich diese widersprüchlichen Ergebnisse unterschiedlicher Forschungsgruppen miteinander vereinbaren? Die Termans von der Columbia University haben dazu beigetragen, diese Frage zu lösen. Kann es sein, dass die Reihenfolge, in der die Behandlungsvarianten bei Variation-Innerhalb-Studien verabreicht werden, das Ergebnis beeinflusst? Die Termans gingen dieser Theorie nach und beobachteten Patienten, die Morgen- und Abendbehandlungen in unterschiedlichen Abfolgen erhielten. Das Ergebnis war eindeutig: Die Reihenfolge der Behandlungsvarianten spielte tatsächlich eine Rolle.

Alle Behandlungsvarianten in allen Reihenfolgen schlugen gleich gut an – mit einer Ausnahme: Wenn die Lichtbehandlung am Abend Patienten verabreicht wurde, die die Lichtbehandlung zunächst morgens erhalten hatten, wirkten die abendlichen Behandlungen weniger gut als morgendliche oder abendliche Behandlungen in allen anderen getesteten Reihenfolgen. Möglicherweise erklärt das, warum die »Variation innerhalb«-Studien in Oregon und Seattle zu dem Ergebnis kamen, Morgenlicht sei dem Abendlicht vorzuziehen, während die »Variation zwischen«-Studie in Basel keinen Unterschied zwischen den Behandlungsformen ergab.

Leider wird diese Erklärung durch eine weitere große Studie widerlegt, die Dr. Ybe Meesters und Kollegen in den Niederlanden durchführten. Sie behandelten Patienten in unterschiedlichen Reihenfolgen morgens, nachmittags und abends. Wie die Forscher aus der Schweiz konnten sie keinen Unterschied zwischen den zu verschiedenen Tageszeiten verabreichten Lichtbehandlungen erkennen.

In der Praxis wird wohl kaum ein Therapeut oder Patient auf die Idee kommen, die Lichttherapie in der ungewöhnlichen Abfolge der »Variation zwischen«-Studien zu verordnen bzw. durchzuführen.

Unser Rat: Machen Sie aus dem Timing der Lichttherapie keine Wissenschaft. Es ist viel wichtiger, dass Ihre Lichtbehandlungen in Ihren Tagesablauf passen als dass sie zu einem genau festgelegten Zeitpunkt erfolgen. Wenn Sie sich zu sehr um das Timing sorgen führt das leicht dazu, dass Sie Behandlungen ausfallen lassen und wieder in die Depression sinken. Experimentieren Sie mit verschiedenen Behandlungszeiten bis Sie einen Rhythmus finden, der gut in Ihren Alltag passt. Oren und seine Kollegen untersuchten in einer Langzeitstudie eine Gruppe von Patienten, die an den Forschungen zur Lichttherapie am NIMH beteiligt waren. Danach verteilte ungefähr die Hälfte aller Patienten die Lichttherapie auf morgens und abends; die andere Hälfte führte in etwa gleichen Teilen die Behandlung entweder nur morgens oder nur abends durch.

Manche Patienten klagen nach einer Anwendung der Lichttherapie am späten Abend über Einschlafschwierigkeiten. Andererseits – das zeigen neue Forschungen der Termans – schlägt die Lichtbehandlung am späten Abend bei vielen Menschen sehr gut an, ohne sich nachteilig auf die Schlaftiefe oder -dauer auszuwirken. Die optimale Behandlungszeit kann also von Patient zu Patient variieren. Es gibt keine allgemein verbindlichen Regeln, wann ein SAD-Patient seine Lichtbehandlungen erhalten sollte. Fühlen Sie sich deshalb frei, die Lichtbehandlung zunächst zu der Tageszeit anzuwenden, die Ihnen am besten passt. Bringt dieser Versuch nicht die gewünschte Besserung, können Sie immer noch mit anderen Zeiten experimentieren. Allerdings empfiehlt es sich, bei einem gegebenen Behandlungsplan eine Woche lang zu bleiben. Erst dann können Sie den Erfolg oder Misserfolg der gewählten Behandlung wirklich beurteilen und gegebenenfalls einen neuen Versuch unternehmen.

Wie lange dauert es, bis die Lichttherapie anschlägt?

Patienten wollen vor Beginn einer Behandlung verständlicherweise wissen, wie lange es dauert, bis sich erste Ergebnisse zeigen. Bei der Lichtbehandlung sind die Reaktionszeiten sehr unterschiedlich. Manche Menschen stellen schon nach der ersten Sitzung fest, besser gestimmt zu sein und mehr Energie zu haben. Dieser Fall ist jedoch eher ungewöhnlich. Die meisten Patienten brauchen zwei bis vier Tage, ehe sich ein anhaltendes Gefühl verbesserten Wohlbefindens einstellt. Jüngste Untersuchungen zeigen, dass bei manchen Menschen mehrere Wochen vergehen, bevor die Lichttherapie ihre volle Heilkraft entfaltet.

Interessanterweise verspüren einige Patienten eine sofortige Besserung, sobald sie vor einer Lichtbox sitzen – sie fühlen sich optimistischer, energiegeladener oder ruhiger als vorher. Bei anderen lässt der Behandlungserfolg länger auf sich warten. Möglicherweise sind die Patienten, bei denen das helle Licht umgehend anschlägt, die gleichen, die im Winter regelrecht nach Licht hungern und aus Erfahrung wissen, dass ihnen Helligkeit gut tut. Umgekehrt kann es sein, dass den Patienten, die erst nach einigen Tagen oder Wochen auf die Lichttherapie reagieren, der Zusammenhang zwischen ihrem Wohlbefinden und der Helligkeit ihrer Umgebung nicht bewusst ist. Vielleicht schotten sie sich ab, wenn sie sich depressiv fühlen und verschlechtern durch den Rückzug in dunkle Räume ihren Zustand, ohne es zu wissen.

Seien Sie nicht enttäuscht, wenn das Licht seine Wirkung nicht umgehend entfaltet. Geben Sie nicht auf, bevor Sie die Lichttherapie nicht mindestens zwei Wochen lang kontinuierlich angewendet haben. Die meisten Menschen, die auf die Lichttherapie ansprechen, reagieren in den ersten ein oder zwei Wochen auf die Behandlung – in dem Zeitraum, auf den sich die Mehrzahl der bisher durchgeführten Forschungsstudien beschränkt hat. Neuere Studien, bei denen die Patienten vier Wochen lang mit Licht behandelt wurden, haben aber gezeigt, dass sich die Stimmung der meisten Versuchspersonen während der Dauer der Studien kontinuierlich weiterverbessert hat. Angesichts dieser Erkenntnis kann es sich lohnen, unbeirrt mit der Lichttherapie fortzufahren, auch wenn sich in den ersten Wochen keine eindeutige Wirkung einstellt.

Ein Behandlungserfolg stellt sich meist in den ersten ein bis zwei Wochen ein!

Was passiert, wenn Sie mit der Lichttherapie aussetzen?

Ein Abbrechen der Lichttherapie kann sich je nach Patient und Jahreszeit sehr unterschiedlich auswirken. Bei manchen Menschen stellen sich Entzugserscheinungen ein, sobald sie die Box ausschalten. Ihnen empfehlen wir, die Lichtstärke gegen Ende einer Behandlungssitzung allmählich zu reduzieren. Typischerweise tritt ein Rückfall aber erst innerhalb von ein oder zwei Wochen nach Abbruch der Behandlung auf, normalerweise um den dritten oder vierten Tag herum. Gelegentlich hält die Besserung auch nach Abbruch der Behandlung an: manchmal mehrere Wochen oder sogar den ganzen Winter lang. Meesters und Kollegen in den Niederlanden haben umstrittene Forschungsergebnisse vorgelegt, wonach auch nach Abbruch der Lichtbehandlungen lang anhaltende Remissionen möglich sind, v. a. wenn die Symptome schon zu Beginn des Winters behandelt werden. Nach unserer Erfahrung sind lang anhaltende Remissionen allerdings eher die Ausnahme als die Regel – es sei denn, Sie sorgen auf andere Weise für eine verstärkte Aufnahme von Tageslicht, z. B. durch tägliche Spaziergänge im Freien.

Die Therapie konsequent durchführen.

Aus dem unterschiedlichen Verlauf, den Rückfälle nehmen können, lassen sich die beiden folgenden Verhaltensregeln ableiten: Wenn sich Ihr Zustand verschlechtert, sobald Sie mit der Lichtbehandlung aussetzen, sollten Sie die Therapie gewissenhaft durchführen. Tun Sie das nicht, kann sich der Behandlungserfolg nur sporadisch oder unvollständig einstellen. Wenn Sie dagegen zu der Gruppe der Glücklichen gehören, denen schon eine relativ kurze Behandlungsdauer lang anhaltende Besserung bringt, können Sie sich über längere Phasen hinweg die unbequemen täglichen Lichtbehandlungen ersparen, ohne dass Ihr Wohlbefinden darunter leidet. Welcher Kategorie Sie angehören, müssen Sie selbst durch Versuche herausfinden. Die Mühe dafür lohnt sich, weil Sie danach wissen, wie konsequent Sie die Behandlung durchführen müssen.

Wie sich ein Behandlungsabbruch auswirkt, hängt auch davon ab, zu welchem Zeitpunkt er erfolgt. Es kann gut sein, dass Sie im Frühling, wenn die Tage länger werden, ohne nachteilige Wirkung mit der Behandlung aussetzen können, während Sie im Winter die Lichtbox täglich brauchen. Im Frühling ist das Wetter typischerweise sehr unbeständig und während einer Schlechtwetterperiode kann es leicht zu Rückfällen kommen. Schalten Sie deshalb an bedeckten Tagen, falls nötig, die Lichtbox wieder ein.

Im Sommer kommen die meisten SAD-Patienten ohne Lichtbehandlung zurecht. Einige wenige Patienten allerdings müssen die Lichttherapie auch in der schönen Jahreszeit fortsetzen, entweder weil sie nach wie vor unter Lichtmangel leiden oder weil sie extrem viel Licht brauchen.

Was dürfen Sie von einer gelungenen Lichttherapie erwarten?

Viele Patienten nehmen die Wirkung der Lichttherapie zunächst körperlich wahr – ein Gefühl der Leichtigkeit, der Ruhe oder der gesteigerten Energie stellt sich ein. Vielleicht spüren Sie ein Flattern im Bauch oder ein Kribbeln in den Händen. Als nächstes haben Sie das Gefühl, als würde ein grundlegendes Problem behoben. Idealerweise sollten die

SAD-Symptome Stück für Stück abklingen. Bei manchen Menschen gelingt das so vollkommen, dass es fast schon wie ein Wunder erscheint.

Bei anderen ist der Behandlungserfolg weniger hundertprozentig; die Lichttherapie hilft zwar, aber bestimmte Schwierigkeiten bleiben bestehen.

In einigen wenigen Fällen kann es vorkommen, dass die Behandlung überhaupt nicht anschlägt. Aber immerhin: Über 80 % der Menschen mit SAD oder Winter-Blues können davon ausgehen, dass die Lichttherapie ihnen hilft, ohne jedoch alle Winterprobleme zum Verschwinden zu bringen.

Wenn die Lichttherapie anschlägt, sollte Ihre Tatkraft nach und nach zurückkehren. Plötzlich hören die Aufgaben und Pflichten des Alltags auf, eine Qual zu sein. Ihr Körper fühlt sich leicht an; die Last, das Leben zu leben und Ihren Körper von Ort zu Ort zu schleppen, fällt ab; das überwältigende Schlafbedürfnis legt sich. Der Heißhunger nach Süßigkeiten und Kohlenhydraten lässt nach. Kuchen und Schokoriegel stellen keine unwiderstehliche Versuchung mehr dar. Selbst eine Diät scheint im Bereich des Machbaren zu liegen! Sie können wieder klar und konzentriert denken. Endlich hört Ihr Gehirn auf, wie eine alte Maschine zu krächzen, die geschmiert werden muss. Ihr Computer läuft wieder auf Hochtouren. Berechnungen und Kalkulationen sind möglich und Sie sprudeln vor neuen Ideen. Neue Wege der Problemlösung tun sich Ihnen auf. Der Gedanke an Sport verliert seinen Schrecken und Sie können sich wieder aufraffen, zum Joggen, ins Fitness-Studio oder ins Schwimmbad zu gehen. Ihr Interesse an Außenkontakten erwacht zu neuem Leben – sie haben wieder Lust darauf, Freunde anzurufen, Briefe zu schreiben, ins Kino oder Theater zu gehen, sich zum Volleyball zu verabreden. Sex ist keine Pflichtübung mehr, sondern macht wieder Spaß. Kurz, Sie fühlen sich wieder wie ein Mensch.

Wie Sie die Wirkung des Lichts auf Ihre Symptome überwachen und den Grad der Besserung beurteilen können, erfahren Sie später in diesem Kapitel unter »Praktische Aspekte bei der Durchführung der Lichttherapie«. Weitere Informationen dazu finden Sie ab Seite 79.

Ist die Lichttherapie mit Nebenwirkungen verbunden?

Nach unserer Erfahrung mit Hunderten von Patienten wird die Lichttherapie im Allgemeinen sehr gut vertragen und es treten allenfalls schwache Nebenwirkungen auf.

Nur in sehr seltenen Fällen sind die Nebenwirkungen so problematisch, dass ein Patient auf die Lichttherapie verzichten muss.

Zu den Nebenwirkungen, die bei unseren Patienten am häufigsten auftreten, gehören:

- Kopfschmerzen
- Augenschmerzen
- Reizbarkeit
- Überaktivität
- Einschlafschwierigkeiten
- Müdigkeit
- trockene Augen
- trockene Nasenschleimhaut und Nasenhöhlen
- sonnenbrandähnliche Hautreaktionen

Bei Kopf- oder Augenschmerzen empfiehlt es sich, die Behandlungsdauer zunächst zu verkürzen, z. B. auf fünfzehn Minuten am Tag, um sie dann über einen Zeitraum von ein oder zwei Wochen hinweg allmählich auf das normale Maß zu steigern. Abhilfe lässt sich auch schaffen, indem man bis zum Abklingen der Symptome einen größeren Abstand zur Lichtquelle einhält. Meistens kann man nach einigen Tagen wieder näher an die Lichtbox heranrücken, ohne dass die Nebenwirkungen erneut auftreten.

Nach Aussage von Patienten lassen sich Reizbarkeit oder Überaktivität während der Lichttherapie mit den Gefühlen vergleichen, die im Sommer auftreten. Hin und wieder kann die Lichttherapie vorübergehend einen hypomanischen Zustand auslösen, wie er ab Seite 56 beschrieben wurde. Dieses Problem lässt sich beheben, indem man die Lichtexposition vermindert.

So können Sie Nebenwirkungen verhindern.

Wenn die Lichtboxen spät abends angewendet werden, können Einschlafstörungen auftreten. Manche Patienten klagen, dass sie sich durch die Lichtbehandlung zu energiegeladen und »aufgedreht« fühlen, um schlafen zu können. Das Problem lässt sich leicht beheben, indem man die Behandlung auf eine frühere Tageszeit verlagert: auf den Morgen, den frühen Abend oder sogar die Tagesmitte.

Möglicherweise fühlen Sie sich nach einigen Behandlungstagen müde und schlapp, v. a. wenn Sie die Schlafdauer oder die Schlafengehenszeit geändert haben, um Zeit für die Lichtbehandlung zu gewinnen. Das Problem erledigt sich normalerweise von selbst. Falls nicht, sollten Sie eine andere Zeit für die Behandlung wählen, um genügend Schlaf zu bekommen.

Die von der Lichtbox erzeugte Wärme kann die Luftfeuchtigkeit reduzieren und zu Trockenheit der Augen, der Nasenschleimhaut und der Nasenhöhlen führen. Wenn Sie Kontaktlinsen tragen, sind trockene Augen mehr als nur unangenehm: Es besteht die Gefahr von Hornhautabschürfungen. Tränenersatzmittel oder ein Luftbefeuchter in der Nähe der Lichtbox können das Problem lindern. Gegen Trockenheit der Nasenschleimhaut und der Nasenhöhlen helfen ebenfalls ein Luftbefeuchter oder heiße Getränke.

Sonnenbrandähnliche Hautrötungen sind denkbar, besonders wenn Ihre Haut hell und sonnenempfindlich ist oder wenn Sie Medikamente einnehmen, die die Lichtempfindlichkeit erhöhen. Hautrötungen sind der Beweis dafür, dass trotz aller Bemühungen, UV-Strahlen zu filtern, ein kleiner Anteil ultravioletter Emissionen durch den Filter auf die Haut vordringt.

Manche Menschen lehnen Leuchtstoffröhren ab, weil sie davon reizbar und »aufgedreht« werden. Sie sind verständlicherweise besorgt, wenn sie Geräte verwenden sollen, die mit Leuchtstoffröhren arbeiten. Nach unserer Erfahrung erheben SAD-Patienten aber sehr selten Einwände gegen die Lichtqualität der Standardgeräte zur Lichtbehandlung. Im Gegenteil, normalerweise empfinden sie das abgegebene Licht als entlastend, beruhigend und belebend. Moderne Leuchten enthalten spezielle Vorschaltgeräte, die das irritierende Flackern minimieren, das viele Menschen mit Leuchtstoffröhren assoziieren.

Patienten mit Anfallserkrankungen wollen wissen, ob die Lichttherapie einen Anfall auslösen kann. Es gibt keinen Grund, dies zu befürchten, sofern die Behandlung wie in diesem Buch beschrieben durchgeführt wird.

Frauen, die ein Kind erwarten, fragen sich, ob die Lichttherapie eine Gefahr für den Fötus darstellt. Obwohl erst relativ wenige Frauen in der Schwangerschaft (angesichts der Neuheit der Behandlungsform) mit Lichttherapie behandelt wurden, gibt es keinen Anlass anzunehmen, die Lichttherapie könne den Fötus schädigen. Es war schön zu erleben, wie die wenigen schwangeren Frauen, die wir im Winter mit Lichttherapie behandelt haben, ihre Schwangerschaft ohne Depressionen überstanden und gesunde Babys zur Welt brachten.

Ein Wort noch zum Stillen: Wir raten davon ab, die Augen eines Babys aus direkter Nähe dem Licht auszusetzen, weil wir bisher noch nichts über die Wirkung des Lichts auf Neugeborene wissen. Es gibt jedoch keinen Grund, warum eine Mutter beim Stillen nicht vor der Lichtbox sitzen sollte, sofern das Gesicht des Babys dem Licht abgewandt ist.

Welche Vorsichtsmaßnahmen erfordert eine Langzeittherapie?

Kann eine Lichttherapie langfristig Nebenwirkungen verursachen? Schadet sie den Augen? Gibt es Vorsichtsmaßnahmen, die man in diesem Zusammenhang beachten sollte?

Patienten, denen die Lichttherapie gut getan hat und die sie Jahr für Jahr anwenden möchten, fragen sich besorgt, ob der »Dauereinsatz« der Behandlung Schäden hervorrufen kann. Wir können solche Fragen nicht umfassend beantworten, da die Lichttherapie erst seit etwa zwanzig Jahren Verwendung findet und seit etwa fünfzehn Jahren verbreitet ist. Die gute Nachricht lautet: Bisher gibt es keine Berichte über Fälle, in denen langfristig Nebenwirkungen, insbesondere Augenschäden, aufgetreten sind. Dr. Paul Schwartz und Dr. Charlotte Brown untersuchten über fünfzig Patienten, die an den ersten NIMH-Studien beteiligt waren, und in keinem einzigen Fall waren Augenprobleme ein Thema. Dr. Chris Gorman und Kollegen im kanadischen Calgary führten Augenuntersuchungen an einundsiebzig Patienten durch, die über einen Zeitraum von fünf Jahren regelmäßig vor und während ihrer depressiven Phasen mit Lichttherapie behandelt wurden. Bei keinem dieser Patienten fanden sie einen Hinweis auf Schäden an der Netzhaut.

Die Tatsache, dass bis heute keine Berichte über Augenprobleme im Zusammenhang mit Lichttherapie vorliegen, ist ermutigend und bestätigt unsere Erwartungen. Selbst die starken 10.000-Lux-Lichtboxen geben allenfalls so viel Licht ab, wie man kurz nach Sonnenaufgang im Freien erhalten würde. Die Lichtstärken, die mit konventionellen Lichtboxen erzielt werden, unterschreiten deutlich die geltenden Sicherheitswerte. Trotzdem ist die Forschung der Frage nachgegangen, ob die Lichttherapie aus irgendeinem Grund doch gefährlicher für die Augen ist als der Blick zum Himmel. Es wurde z. B. wurde das Argument genannt, dass Menschen im normalen Alltag nicht über längere Zeit hinweg in den Himmel blicken. Bei einem Aufenthalt im Freien sind Kopf und Augen ständig in Bewegung, so dass die Augen unwillkürlich gegen zu viel Licht geschützt werden. Bei der Lichtbehandlung dagegen sitzen die Patienten in einer relativ konstanten Position vor den Lichtboxen, selbst wenn sie nicht direkt in das Licht blicken.

Manche Ärzte argumentieren, dass bei Menschen, die über viele Jahre hinweg hellem Tageslicht im Freien ausgesetzt sind, möglicherweise früher Verschleißerscheinungen der Netzhaut auftreten. Andere teilen diese Besorgnis nicht, weil sie nach ihrer Meinung von einem Großteil der verfügbaren Forschungsergebnisse nicht unterstützt wird.

Es gibt allerdings Menschen, deren Augen besonders lichtempfindlich sind. Zu dieser stark gefährdeten Gruppe können Menschen mit Krankheiten der Netzhaut wie Makuladegeneration (Erkrankung der Netzhautmitte) und Retinis pigmentosa (Erbliches Netzhautleiden) gehören. Möglicherweise tragen auch Menschen ein erhöhtes Risiko, die Medikamente einnehmen, die die Lichtempfindlichkeit der Netzhaut erhöhen. Wenn Sie unter einer Erkrankung der Netzhaut leiden oder photosensibilisierende Medikamente einnehmen, ist es ratsam, einen Augenarzt zu konsultieren und die Wirkung der Lichttherapie auf die Augen regelmäßig überwachen zu lassen.

Einzelheiten, welche Medikamente die Lichtempfindlichkeit des Auges erhöhen, finden Sie in Tabelle 5 in diesem Kapitel. Informationen zur augenärztlichen Untersuchung ab Seite 80.

Fassen wir zusammen: Es gibt keinen Hinweis darauf, dass die normale Lichttherapie den Augen schadet, sofern sie richtig angewendet wird. Die Forschung schließt jedoch die Möglichkeit nicht aus, dass manche Menschen anfälliger sind als andere und geht der Frage weiter nach. In der Zwischenzeit kann ein gewisses Maß Vorsicht nicht schaden. Details, worauf es zu achten gilt, finden Sie in diesem Kapitel unter »Praktische Aspekte bei der Durchführung der Lichttherapie«.

Lässt sich der Erfolg der Lichttherapie vorhersagen?

Es ist nicht möglich, mit Sicherheit vorherzusagen, ob ein Patient auf die Behandlung mit hellem Licht reagieren wird. Es gibt jedoch einige Anhaltspunkte, die mehr als eine bloße Vermutung des Behandlungserfolgs zulassen. Wenn Ihre Krankengeschichte zeigt, dass Ihre Winterdepressionen nachlassen, sobald Sie mehr natürliches Tageslicht abbekommen, so spricht das dafür, dass Sie positiv auf die Behandlung reagieren werden. Sind Ihre Symptome z. B. abgeklungen, wenn Sie Ihren Winterurlaub näher am Äquator verbracht haben? Fühlen Sie sich besser, wenn Sie in hellen Räumen wohnen oder arbeiten? Falls Sie schon einmal näher am Äquator gelebt haben: Waren Sie in dieser Zeit weniger depressiv? Wenn die Antwort auf eine dieser Fragen »ja« lautet, so ist damit zu rechnen, dass die Lichttherapie Ihnen helfen wird.

Daneben lassen Ihre Depressionssymptome Rückschlüsse auf den voraussichtlichen Behandlungserfolg zu. U. a. deuten ein überhöhtes Schlafbedürfnis, Überernährung, Heißhunger nach Kohlenhydraten und Gewichtszunahme auf einen Behandlungserfolg hin. Mit einer positiven Reaktion auf die Lichttherapie ist nach Dr. Anna Wirz-Justice und Kollegen auch bei Patienten zu rechnen, bei denen der Zuckerkonsum am Nachmittag steigt.
Nach unserer Erfahrung bringt die Lichttherapie den geringsten Erfolg bei stark depressiven Patienten, die während ihrer Winterdepressionen weniger schlafen, weniger essen und abnehmen. Trotzdem: Wenn Sie an Depressionen leiden, die durch die Jahreszeit oder durch Lichtmangel bedingt sind, lohnt es sich, die Lichtbehandlung zu versuchen –

unabhängig von den klinischen Symptomen Ihrer Depression, denn letztlich gibt es keine zuverlässige Voraussage, bei wem die Therapie anschlagen wird und bei wem nicht.

Praktische Aspekte bei der Durchführung der Lichttherapie

Dieses Kapitel führt Sie Schritt für Schritt in die praktischen Aspekte der Lichttherapie ein.

Vor Therapiebeginn

Symptome beobachten und evaluieren

In der Forschung ist es üblich, vor Beginn einer Behandlung zunächst das Ausmaß und die Art der Depression eines Patienten zu evaluieren. Auf diese Weise erhält man Referenzwerte, an denen man den Behandlungsfortschritt messen kann.

Am Ende jeder Behandlungswoche wird festgehalten, wie gut die Behandlung anschlägt, welche Symptome am besten auf die Behandlung reagieren und welche Symptome auf eine Verbesserung des Gesamtzustands schließen lassen.

Wir schlagen vor, dass Sie vor Beginn einer Lichtbehandlung das Stimmungsbarometer (den »SAM-SAD-Test« auf den Seiten 120 und 121) ausfüllen und festhalten, wie depressiv Sie zu Behandlungsbeginn sind. Füllen Sie das Stimmungsbarometer am Ende jeder Behandlungswoche neu aus. So können Sie feststellen, ob und welche Fortschritte Sie machen.

Die Rolle eines Arztes oder Therapeuten

Eine Lichttherapie zur SAD-Behandlung sollte von einem Arzt oder einem qualifizierten Therapeuten überwacht werden. Für diese Empfehlung sprechen viele Gründe. Erstens ist es wichtig, dass die Diagnose von einer qualifizierten Person bestätigt wird; dazu sollte der Arzt die Krankengeschichte aufnehmen und Sie körperlich gründlich untersuchen. Zweitens hilft eine professionelle Begleitung der Lichttherapie bei der Stimmungsregulierung: Falls die Lichttherapie nicht anschlägt, kann ein Arzt alternative oder ergänzende Behandlungen vorschlagen oder verschreiben. Drittens sind eine professionelle Sichtweise und die damit verbundene Ermutigung und Unterstützung bei quälenden Depressionen oft eine unschätzbare Hilfe. Anhaltspunkte, wann Sie einen Arzt oder Therapeuten hinzuziehen sollten, finden Sie ab Seite 28 unter »Wann ein Arztbesuch angeraten ist«.

Professionelle Hilfe in Anspruch nehmen.

Lichttherapie in der Praxis des niedergelassenen Arztes

Die ärztliche Tätigkeit in Klinik und Praxis unterscheidet sich in vielen Bereichen. Während der Klinikarzt gewohnt ist, im Team zu arbeiten und sich mit Kollegen auszutauschen, ist der niedergelassene meist auf sich selbst gestellt und hat es daher oft leichter, neue Methoden auszuprobieren. Ein typisches Beispiel dafür ist die allmähliche

Verbreitung der Lichttherapie in der Praxis des niedergelassenen Arztes. Es gibt eine große Anzahl von Praxen, die diese Methode zum Einsatz bringen und bereits ein großes Erfahrungsspektrum abdecken. Dies kommt einer großen Gruppe von Erkrankten entgegen, die sich ihrer Symptomatik zwar bewusst sind, aber zuerst nach Behandlungswegen der »sanften Medizin« suchen.

Nach einer kürzlich veröffentlichten australischen Studie greifen mindestens 50 % der depressiv Erkrankten zunächst zu Vitaminen, Mineralien, Aminosäuren oder pflanzlichen Medikamenten wie Johanniskrautpräparaten. Der Einsatz dieser Mittel wird sehr häufig mit der als »sanft« erlebten Lichttherapie gepaart, da sich der positive Effekt des Lichtes auf den Melatoninstoffwechsel positiv auswirken kann.

Gesundenuntersuchung vor Therapiebeginn.

Wichtig ist, dass der Arzt dem Patienten eine adäquate Therapielampe anbietet. Eine große Zahl von Therapielampen hat entweder das falsche Wellenlängenspektrum oder die Leistung ist zu schwach, weshalb es zu keinem Therapieeffekt kommt. Die vorgeschriebene Helligkeit von 10.000 Lux muss darüber hinaus über eine ausreichend große Lichtfläche vorhanden sein, da es sonst zu unangenehmen Blendungseffekten und Schwindelbeschwerden kommen kann.

Die Lampen können in einer gepolsterten Tragetasche transportiert werden und sind als Voraussetzung dafür recht robust. Üblicherweise erhalten die Patienten diese Lampen direkt vom Arzt, benutzen sie dann morgens für ca. 30 Minuten und sofern möglich und nötig nochmals am frühen Nachmittag vor 15 Uhr. Bei späterem Einsatz kann es zu einer Verschiebung des Tag-/Nacht-Rhythmus mit Schlafstörungen kommen.

Außer einer späten Anwendung nach 19 Uhr, bei der es zu den genannten Problemen kommen kann, wurden in einem Zeitraum von über 10 Jahren in der Praxis von Prof. Kasper bislang keine gravierenden Nebenwirkungen beobachtet.

Augenuntersuchung

Einige Mediziner, v. a. die Forschungsgruppe an der Columbia University, empfehlen, vor Beginn der Lichttherapie nicht nur die Krankengeschichte aufzunehmen und den Allgemeinzustand zu untersuchen, sondern auch die Augen durchzuchecken. Ein Augenarzt braucht dafür höchstens zwanzig Minuten.

Falls Sie unter einem Netzhautproblem leiden, muss bei der Entscheidung, ob eine Lichttherapie angezeigt ist, auf jeden Fall ein Augenarzt hinzugezogen werden. Auch während der Lichtbehandlung sind regelmäßige Untersuchungen notwendig.

Wir möchten darauf hinweisen, dass viele SAD-Patienten behandelt wurden, ohne sich einem Augentest zu unterziehen. Das hat ihren Augen nicht geschadet. Darüber hinaus stehen bisher keine Forschungsergebnisse zur Verfügung, die etwas über den Nutzen einer vorherigen Augenuntersuchung aussagen.

Aus diesen Gründen zögern wir zu behaupten, dass jeder Patient seine Augen vor Beginn einer Lichttherapie untersuchen lassen muss. Andererseits: Eine Augenuntersu-

chung ist eine einfache und relativ preiswerte Vorsichtsmaßnahme; sie trägt dazu bei, Augenprobleme zu erkennen und sie mag, falls später aus irgendeinem Grund Augenprobleme auftreten, als Referenzwert sinnvoll sein.
Aus all diesen Gründen erscheint die Augenuntersuchung als sinnvolle Ergänzung der anderen Maßnahmen zum Schutz der Augen während der Lichttherapie.
Nach Beginn der Lichttherapie stellt sich die Frage, ob und wie oft Kontrolluntersuchungen angezeigt sind. Auch dafür gibt es keine hieb- und stichfesten Regeln. Die Züricher Augenärztin und Wissenschaftlerin Dr. Charlotte Remé empfiehlt die folgenden Richtwerte: eine Nachuntersuchung alle zwei Jahre für jüngere Menschen (unter fünfundvierzig), jährliche Checkups für über Fünfundvierzigjährige und jährliche oder noch häufigere Nachuntersuchungen für Patienten, die Sehprobleme haben oder Medikamente einnehmen, die die Lichtempfindlichkeit des Auges erhöhen. Wir möchten darauf hinweisen, dass diese Empfehlungen wenig verbindlich sind; um klinische Richtlinien aufzustellen, ist das Thema zu wenig erforscht. Wenn es einen Hinweis darauf gibt, dass Sie anfällig für Augenprobleme sind, raten wir dringend, einen Augenarzt hinzuzuziehen.

Einige Medikamente haben eine »photosensibilisierende« Wirkung, das heißt, sie erhöhen die Lichtempfindlichkeit des Auges. Dies kann gesundheitsschädliche Folgen nach sich ziehen. Im Allgemeinen ist ultraviolettes Licht für photosensibilisierende Reaktionen verantwortlich. Die Lichtquellen, die für die Lichttherapie eingesetzt werden, filtern aber einen Großteil der ultravioletten Strahlen. Ob die UV-Strahlen, die die verschiedenen Filter passieren oder Strahlen anderer Wellenlänge den Augen schaden können, ist bis jetzt eine rein spekulative Frage – selbst dann, wenn ein Patient photosensibilisierende Medikamente einnimmt. Man darf darüber hinaus nicht außer Acht lassen, dass die Augenlinse mit zunehmendem Alter gelb wird und die meisten UV-Strahlen herausfiltert, die sonst bis zum Auge vordringen. Ein potentielles Risiko durch UV-Strahlen ist deshalb bei Kindern und Jugendlichen am größten und sinkt mit zunehmendem Alter der Patienten. Wir würden zögern, einem Patienten von der Lichttherapie abzuraten, nur weil er ein photosensibilisierendes Medikament einnimmt. Das würde bedeuten, jemandem eine möglicherweise hilfreiche Behandlung wegen eines theoretischen Risikos zu verwehren, dessen potentielle Gefahr wir momentan nicht einschätzen können. Das gilt umso mehr, als auch einige Antidepressiva und Lithium photosensibilisierende Medikamente sind. Eine Liste potentiell photosensibilisierender Medikamente enthält die folgende Tabelle 5.

Medikament	Wirkung
Phenothiazin	Gegen Psychosen, gegen Depressionen
Imipramin	Gegen Depression
Porphyrins	Gegen Malaria
Chloroquin	entwässernd, harntreibend
Hydrochlorothiazid	Diuretikum
Lithium	Stimmungsstabilisierer

Tabelle 5: Medikamente, die die Möglichkeit einer Augenschädigung infolge der Lichttherapie theoretisch erhöhen können.

Anmerkung: Wenn Sie eines dieser Medikamente einnehmen, so heißt das nicht, dass Sie auf Lichttherapie verzichten müssen oder sollten. Es heißt lediglich, dass Ihre Augen regelmäßig ärztlich überwacht werden müssen. (Quelle: M. Terman, C. E. Reme, B. Rafferty, P. F. Gallin und J. S. Terman, 1990)

Obwohl im Zusammenhang mit den Augen besondere Vorsicht angebracht ist, möchte ich nochmals betonen, dass viele Menschen sicher und wirksam mit einer Kombination aus Lichttherapie und Antidepressiva behandelt wurden.

Risiken bei Medikamenteneinnahme beachten!

Fassen wir zusammen: Wenn Sie Augenprobleme haben oder ein potentiell photosensibilisierendes Medikament einnehmen, sollten Sie sich dessen bewusst sein, dass dies einen Risikofaktor darstellt (wobei der Grad des Risikos von Ihrer klinischen Situation abhängt). Es ist deshalb erforderlich, dass die Person, die die Lichttherapie verordnet, diese Risikofaktoren erkennt bzw. davon in Kenntnis gesetzt wird.

Wenn bei Ihnen ein erhöhtes Risiko besteht, ist es sinnvoll, möglichst frühzeitig einen Augenarzt in den Behandlungsprozess einzuschalten. Die beteiligten Mediziner entscheiden dann in Absprache mit Ihnen, ob der mögliche Nutzen der Lichttherapie das theoretische Risiko einer Schädigung der Augen übersteigt. Wenn eine Entscheidung für die Lichtbehandlung fällt, sollten in geeigneten Abständen Augenuntersuchungen erfolgen.

Die Zeit und weitere Forschungen werden klären, inwieweit eine Kombination von Lichttherapie und photosensibilisierenden Medikamenten ein Risiko darstellt. In der Zwischenzeit beruhigt Patienten, die solche Arzneimittel einnehmen, vielleicht das Wissen, dass sich Tausende von Menschen, die genau die gleichen Medikamente einnehmen, im Freien aufhalten, ohne deswegen unter Augenproblemen zu leiden – obwohl das natürliche Tageslicht um ein Vielfaches heller ist als das Licht einer Lichtbox.

Obwohl die höchst positiven Aspekte der Lichttherapie unbestritten sind und vielen Patienten geholfen werden konnte, ist doch ein Wort der Warnung angebracht: Der Beobachtungszeitraum von Lichttherapien ist noch zu kurz, um langfristige Folgen für das Auge, besonders Linse und Netzhaut, ganz ausschließen zu können.

Degenerative Netzhauterkrankungen entwickeln sich über einen Zeitraum von 30 – 40 Jahren, und Licht kann möglicherweise bei genetischer Disposition des Patienten und weiteren Umwelteinflüssen zu deren Entstehung beitragen. Deshalb ist es wichtig, einige einfache Sicherheitsempfehlungen zu beachten:

Sicherheitsempfehlungen

So notwendig wie Licht für alles auf der Erde ist, so wichtig ist es auch, das Auge vor einer Überdosis Licht zu schützen. Ultraviolettes und sichtbares Licht können verschiedene Strukturen des Auges schädigen, ja sogar zerstören, wenn eine hohe Lichtdosis auf das Auge trifft. Der Schutz des Auges vor übermäßiger Lichtbelastung bedeutet Vorbeugung gegenüber Alterserkrankungen sowie akuten Schäden.

1. Therapielampen:

Es sollten nur solche Leuchtstoffröhren verwendet werden, die praktisch kein UV emittieren und einen möglichst geringen Blauanteil aufweisen. Eine Mattscheibe, die UV absorbiert, ist in jedem Fall zu empfehlen, da auch diese die Blendung reduziert und das Licht subjektiv angenehmer macht. Auch ein das Blau absorbierender Filter (eine gelbe Mattscheibe) ist zu empfehlen, wobei zu beachten ist, dass dennoch die erforderliche Beleuchtungsstärke (10.000 Lux) erreicht werden muss.

2. Brille oder intraokulare Linse:

Bei Patienten mit gefährdeten Augen (z. B. Netzhauterkrankungen) oder in Situationen, wo das Emissionsspektrum einer Therapielampe nicht bekannt ist, können Brillen mit UV- und Blaufilter verordnet werden.

Diese Brillen sollten UV und das kurzwellige Licht absorbieren. Sie haben den Vorteil, ebenso wie die Mattscheibe die Blendung zu reduzieren und das Kontrastsehen zu verbessern.

Eine überzeugende Neuerung kommt von der Firma Alcon Pharmaceuticals Ltd. auf den Markt: eine intraokulare Linse, die nach Extraktion eines grauen Stars eingepflanzt wird und einen Blaufilter enthält.

Diese wird natürlich nur eingepflanzt, wenn die Linse des Patienten auf Grund einer medizinischen Indikation entfernt werden musste. Für die Lichttherapie selbst wird eine solche Linse nicht implantiert.

Zusammenfassend kann festgestellt werden, dass die verschiedenen auf dem Markt angebotenen Therapielampen unbedingt standardisiert werden müssen.

Außerdem sollte dem Käufer vom Hersteller das Emissionsspektrum bekannt gegeben werden, nur so ist ein Abwägen von Nutzen und potentiellen Gefahren für jeden Patienten durch seinen Arzt individuell möglich.

Vorbeugungsmaßnahmen für Patienten mit sonnenempfindlicher Haut

Wie Sie wissen, gelangt ein kleiner Anteil von UV-Strahlen durch den Schirm der Lichtbox hindurch. Das ist normalerweise unproblematisch. Bei Menschen mit sonnenempfindlicher Haut sind Schwierigkeiten aber nicht immer auszuschließen. Besondere Sonnenempfindlichkeit ist gegeben, wenn ein Patient an einer Erkrankung wie Lupus erythematodes leidet, ein erhöhtes Hautkrebsrisiko aufweist oder photosensibilisierende Medikamente einnimmt. Wenn einer dieser Risikofaktoren auf Sie zutrifft, sollten Sie mit Ihrem Arzt sprechen und eventuell ein Sonnenschutzmittel mit hohem Lichtschutzfaktor verwenden, wie Sie es auch tun, wenn Sie an einem sonnigen Tag draußen spazieren gehen. Wir haben mehrere Patienten mit Lupus erythematodes und SAD behandelt, bei denen die Lichttherapie anschlägt, ohne Hautprobleme zu verursachen. Nicht alle Menschen mit sonnenempfindlicher Haut müssen vor der Lichtbehandlung ein Sonnenschutzmittel auftragen; auch hier müssen Sie ausprobieren, was Ihnen am besten bekommt.

Das A und O der Lichttherapie

Beschaffen einer Lichtbox

Die Lichttherapie wird normalerweise mit einer Lichtbox durchgeführt, einer Weiterentwicklung der ersten Lichtbox, die wir für die Behandlung von Herb Kern verwendet haben. Die wesentlichen Elemente der Originalbox wurden beibehalten: Der Metallkasten wurde mittlerweile durch einen Kunststoffkasten ersetzt, sonst besteht sie nach wie vor aus Leuchtstoffröhren, einer glänzenden Folie, die das Licht in den Raum abstrahlt, und einer Filterscheibe, die das Licht gleichmäßig über die Vorderseite der Lichtbox verteilt und UV-Strahlen herausfiltert. Neuere Modelle stellen gegenüber dem Originalmodell in mehrfacher Hinsicht eine enorme Verbesserung dar: Sie sind schlank und kompakt, sehen wie ein Möbelstück aus und lassen sich leicht transportieren. Eines der angebotenen Modelle wiegt kaum mehr als vier Kilogramm. Die Urversion dagegen war ein plumpes Ungetüm, das gut und gerne 25 Kilogramm auf die Waage brachte.

Eine hohe Lichtstärke reduziert die Therapiedauer.

Den größten Fortschritt in der Lichtbox-Technologie erzielte Dr. Michael Terman an der Columbia University, indem er die Lichtbox in Augenrichtung neigte: Damit erhöhte er die Lichtstärke, die das Auge erreicht, von 2.500 auf 10.000 Lux.

Er und seine Kollegen wiesen nach, dass eine höhere Lichtstärke die Therapiedauer erheblich senkt. Obwohl mit dem geneigten Modell eine höhere Lichtstärke erzielt wird, wird das Licht nicht unbedingt als heller empfunden als bei herkömmlichen Geräten. Das liegt daran, dass das Licht das Auge indirekt erreicht und weniger blendet.

Bisher hat kein Patient, der mit diesen Lichtstärken behandelt wurde, über Augenprobleme geklagt, und die Lichtstärken unterschreiten deutlich die geltenden Sicherheitswerte. Die 10.000-Lux-Geräte erzeugen zwar erheblich höhere Lichtstärken als eine normale Raumbeleuchtung, ihre Lichtstärke bleibt aber weit hinter der des natürlichen Sonnenlichts im Freien zurück. Zum Vergleich: 10.000 Lux entsprechen etwa der Lichtmenge, die Ihre Augen im Freien bei klarem Himmel eine halbe Stunde nach Sonnenaufgang erreichen würde. An einem sonnigen Tag am Strand bekommen Sie sehr viel mehr Licht ab: ungefähr 100.000 Lux.

In den meisten Fällen empfiehlt es sich, es zunächst mit der effizienteren, geneigten Lichtbox zu versuchen. Manche dieser Boxen haben zusätzlich den Vorteil eines Drei-Stufen-Schalters, so dass der Benutzer

Was macht eine gute Lichtlampe aus?

Bei den Lichttherapie-Geräten ist es wichtig, dass der ultraviolette Anteil des Lichtes ausgeblendet ist, da dadurch eine Schädigung der Augenlinsen entstehen kann. Es sollte daher ein UV-Filter vorliegen. Man sollte sich beim Gerätehersteller bzw. beim Vertreiber der Lichttherapie-Geräte vergewissern, dass in den Geräten ein UV-Filter eingebaut ist. Darüber hinaus sollten die Lichttherapie-Apparate sogenannte Vorschalt-Geräte haben, sodass der Wechselstrom auf eine sehr hohe Frequenz geschaltet wird, um die Nebenwirkungen von Kopfschmerzen auszuschalten. Insgesamt gilt, dass eine höhere Intensität mit einer geringeren Beleuchtungsdauer verbunden ist, weshalb prinzipiell Geräte mit einer höheren Lichtintensität empfehlenswert sind.

die Leuchtstärke am Beginn und Ende einer Behandlungssitzung schrittweise steigern bzw. senken kann. Das ist besonders günstig für Patienten, die es als unangenehm empfinden, gleich zu Beginn einer Sitzung der vollen Lichtstärke ausgesetzt zu sein oder die die Sitzung mit einem frustrierten Gefühl beenden, wenn das Licht übergangslos ausgeschaltet wird. Das gilt besonders für Behandlungen am frühen Morgen, wenn es draußen noch dunkel ist. Ein Patient z. B. hat beobachtet, dass seine Stimmung in den Keller sinkt, wenn er die Lichtbox zu abrupt abschaltet.

Trotz der größeren Wirksamkeit geneigter Lichtboxen bietet auch die aufrechte Version Vorteile: Manche aufrechten Boxen haben eine größere Leuchtfläche als die geneigten Versionen. Sie gewähren damit dem Benutzer eine gewisse Bewegungsfreiheit während der Lichtexposition.

Vor einer aufrechten Box, die an der Wand befestigt ist, lässt es sich z. B. einfacher auf einem Ergometer oder einer Langlaufmaschine trainieren. Darüber hinaus benötigt eine aufrechte Box weniger Platz – ein Vorteil, wenn die Arbeitsfläche am Schreibtisch ohnehin knapp ist. Einige Boxen sind so gebaut, dass sie sowohl in einer aufrechten als auch in einer geneigten Position genutzt werden können.

In Deutschland, Österreich und der Schweiz kosten geeignete Tischgeräte zwischen € 200 und € 700. Um Geld zu sparen versuchen deshalb viele Heimwerker, ihre Lichtgeräte selbst zu basteln. Nach unserer Erfahrung bringt das wenig. In die meisten Standardleuchten aus Baumärkten lässt sich nicht die richtige Zahl von Leuchtstoffröhren einsetzen; sie geben deshalb nicht genügend Licht ab. Industrieleuchten, die vielleicht die richtige Zahl von Leuchtstoffröhren zulassen, müssen möglicherweise in besonderer Weise elektrisch verdrahtet werden. Damit sollte ein Elektriker beauftragt werden, weil die Installation durch einen Laien gefährlich sein kann. Bei einer geneigten Vorrichtung kann es schwierig sein, die Box auf den korrekten Winkel einzustellen.

Lichttherapiegeräte mieten – um den Erfolg zu testen.

Darüber hinaus besteht die Gefahr, dass irreguläre Vorrichtungen zu helles Licht abgeben. Einer unserer Patienten, ein Ingenieur, der seine Lichtbox selbst baute und die Behandlung zunächst in Eigenregie durchführte, handelte sich dabei eine Verbrennung der Augenoberfläche ein. Glücklicherweise wurde bei korrekt durchgeführten Lichttherapien von keinen derartigen Vorfällen berichtet. Und last but not least: Selbstgebastelte Lichtboxen sind, wenn sie richtig gebaut sind, fast genauso teuer wie gekaufte.

Wenn Sie sich trotzdem entschließen, Ihre Lichtbox selbst zusammenzubauen, sollten Sie die folgenden Ratschläge beachten: Fertigen Sie sie im Sommer an, wenn Sie nicht depressiv sind. Halten Sie sich exakt an die Vorgaben und stellen Sie eine korrekte Verdrahtung sicher.

Manche Hersteller von Lichttherapiegeräten bieten einen Mietservice an. So kann der Benutzer die Lichtboxen ein paar Wochen lang gegen eine Mietgebühr testen, die bei einem Kauf mit dem Kaufpreis verrechnet wird. Das ist eine ausgezeichnete Idee, da die meisten

Patienten nach den ersten paar Wochen abschätzen können, ob die Lichtbox eine Hilfe für sie darstellt oder nicht.

Wenn Sie sich für eine Testphase entscheiden, sollten Sie die Lichtboxen während dieser Zeit gewissenhaft nutzen; sonst ist die Mietzeit abgelaufen, und Sie wissen immer noch nicht genau, ob Sie auf die Lichttherapie ansprechen oder nicht.

Das Aufstellen der Lichtbox

Es ist wichtig, dass Sie sich korrekt vor den Leuchten positionieren. Wenn Sie eine Lichtbox mit 2.500 Lux nutzen, sollte Ihr Gesicht der Lichtquelle direkt zugewandt sein. Aus diesem Grund müssen Sie die Lichtbox in Augenhöhe platzieren – z. B. auf einem Schreib- oder Esstisch oder einer anderen Oberfläche in entsprechender Höhe.

Sitzposition und Abstand zur Box beachten!

Wenn Sie die geneigte Lichtbox nutzen, sollte die Vorderseite des Rahmens mit der Kante des Tisches abschließen, an dem Sie sitzen. Sie müssen Ihre Beine unter den Tisch stellen können; anderenfalls kommen Sie nicht nahe genug an die Lichtquelle heran. Geneigte Lichtboxen sind so gebaut, dass Sie nicht direkt ins Licht blicken müssen. Ihre Augen erhalten genügend Licht, wenn Sie auf die Oberfläche des Tisches schauen.

Obwohl es sehr wichtig ist, dass Sie Ihre Augen während der Behandlung offen halten, brauchen Sie nicht in das Licht zu starren oder auch nur regelmäßig in seine Richtung zu blicken. Sie können das aber gefahrlos tun. Viele Patienten nutzen die Zeit der Lichtbehandlung um zu lesen, zu arbeiten, fernzusehen oder Handarbeiten zu machen.

Die richtige Entfernung zum Licht

Es ist wichtig, dass Sie genau in der richtigen Entfernung zum Licht sitzen, denn die Lichtmenge, die Ihr Auge tatsächlich erreicht, hängt davon ab, wie weit Ihre Augen von der Lichtquelle entfernt sind.

Wenn Sie eine Lichtbox mit 2.500 Lux nutzen, sollte der Abstand zwischen Ihnen und der Lichtbox während der Lichtbehandlung 90 cm nicht überschreiten. Natürlich können Sie die Lichtbox in der übrigen Zeit als Raumbeleuchtung nutzen; die Entfernungsfrage spielt dann keine Rolle.

Wenn Sie ein Gerät mit 2.500 Lux einsetzen und nicht die erhoffte Wirkung damit erzielen, können Sie die erhaltene Lichtmenge – und möglicherweise die Wirksamkeit der Behandlung – erhöhen, indem Sie den Abstand zur Lichtquelle auf etwas weniger als 90 cm verringern. Es deutet nichts darauf hin, dass das schädlich sein könnte, solange sie nicht über längere Zeit hinweg direkt in das Licht starren.

Patienten, die die geneigte Box verwenden, müssen darauf achten, dass sich ihre Stirn genau unter dem oberen, nach vorne geneigten Teil der Lichtbox befindet.

Ist Ihr Kopf weiter von der Lichtquelle entfernt, wird die benötigte Lichtdosis unterschritten. Wenn Sie sich dagegen zu weit nach vorne lehnen, wirft Ihr Kopf einen Schatten auf die Tischoberfläche. Auch das reduziert die Lichtstärke.

Behandlungszeitpunkt und -dauer

Die tatsächlich benötigte Lichtmenge hängt vom jeweiligen Patienten, dem Breitengrad und der Jahreszeit ab. Wenn Sie im Frühherbst merken, dass das Wintersyndrom im Anmarsch ist, reicht es oft schon, sich morgens fünfzehn Minuten vor die Lichtbox zu setzen. Sobald die Tage kürzer und dunkler werden, wird auch mehr Licht benötigt. Ein typischer SAD-Patient im Norden der USA wird die Behandlung Mitte September mit fünfzehn Minuten beginnen (wenn er das 10.000-Lux-Gerät verwendet) und im Oktober und November allmählich auf dreißig Minuten (verteilt auf morgens und abends) steigern. Im Dezember dehnt er die Behandlungszeit am Abend zusätzlich um fünfzehn Minuten aus, und im Januar und Februar kann eine Gesamtbehandlungszeit von eineinhalb Stunden oder mehr nötig sein. Ende Februar oder Anfang März lässt sich die Therapiezeit nach und nach verkürzen, bis die Behandlung Mitte April ganz eingestellt werden kann.

Wenn Sie die Behandlung in der Mitte des Winters beginnen und bereits unter leichten bis ausgeprägten depressiven Stimmungen leiden, ist es sinnvoll, mit einer täglichen Therapiezeit von fünfundvierzig bis sechzig Minuten anzufangen, die auf je eine Sitzung am Morgen und am Abend aufgeteilt wird.

Erweist sich diese Dosis als zu hoch oder zu gering, können Sie Zeitpunkt und Dauer der Behandlung nach einer Woche problemlos ändern. Falls Nebenwirkungen auftreten, können Sie die Therapiedauer auf die minimale wirksame Dosis verkürzen. Möglicherweise reichen schon zwanzig Minuten am Tag. Das gleiche gilt, wenn Sie zwar gut auf die Behandlung ansprechen, aber die Anfangsdosis von fünfundvierzig Minuten als lästig empfinden.

Wie wir eingangs erwähnt haben, ist umstritten, zu welcher Tageszeit die Behandlung am besten stattfinden sollte. Es kommt in erster Linie darauf an, dass die Behandlung zu einer für Sie angenehmen Uhrzeit erfolgt. Wenn Sie die Behandlungen nicht problemlos in Ihren Tagesablauf einfügen können, sind Unregelmäßigkeiten vorprogrammiert und der Behandlungserfolg ist gefährdet.

Glücklicherweise scheint die Lichtbehandlung bei vielen Menschen unabhängig vom Verabreichungszeitpunkt gut zu wirken. Fühlen Sie sich frei, Behandlungen zu unterbrechen oder sie teils morgens, teils abends durchzuführen; alternativ dazu können Sie die gesamte benötigte Lichtdosis auch tagsüber aufnehmen, z. B. während Sie im Büro sitzen. Manche Menschen stellen fest, dass sie mit einer morgendlichen Lichtbehandlung den ganzen Tag überstehen, andere brauchen später am Tag eine Extradosis Licht, um einen Energieabfall am Nachmittag oder Abend zu verhindern.

Mehrere Versuche sind die einzige Möglichkeit, eine für Sie optimale Routine zu finden. Angenommen, Sie haben mit dreißig Minuten am Abend angefangen, weil es Ihnen zu dieser Zeit am besten passt, der Behandlungserfolg lässt jedoch auf sich warten, dann ist es ratsam, zumindest einen Teil der Behandlung auf den Morgen zu verlegen, bevor Sie voreilig das Handtuch werfen. Oder andersherum: Wenn Sie die Lichtbehandlung zunächst am Morgen einplanen, dann aber feststellen, dass Ihnen die Zeit dafür fehlt und Sie Behandlungen auslassen, sollten Sie statt aufzugeben einen zweiten Versuch mit einer passenderen Zeit starten.

Letztlich hängt es vom verfügbaren Tageslicht, weniger von der Jahreszeit ab, wie viel Licht ein Patient gerade benötigt. Wenn der

Himmel tagelang bedeckt ist, sind SAD-Symptome oft unvermeidlich – da nützt es wenig, dass eigentlich Sommer ist. Einige unserer Kollegen haben Lichtboxen in ihren Büros, die sie bei schlechtem Wetter einschalten – fast als hätten sie im Radio eine »SAD Warnung« gehört. Menschen mit fensterlosen Büros und langen Arbeitstagen leiden andauernd unter Lichtmangel und sind chronisch erschöpft und depressiv. Kein Wunder, dass manche von ihnen ihre Lichtboxen das ganze Jahr über einschalten – auch im Sommer.

Konsequente Durchführung der Behandlung

Um den anhaltenden Erfolg der Lichtbehandlung sicherzustellen, müssen die meisten Patienten sie fortsetzen, solange das natürliche Tageslicht nicht für sie reicht. Wenn Sie von November bis März SAD-Symptome verspüren, müssen Sie in dieser Zeit die Lichtbox wahrscheinlich täglich oder fast täglich nutzen. Es ist möglich, hie und da einen Tag auszulassen, ohne einen Rückfall zu riskieren. Sobald die Behandlung aber für mehr als einen Tag unterbrochen wird, kehren bei vielen Patienten die SAD-Symptome – schleichend oder plötzlich – zurück.

Wenn die Tage länger und heller werden, ist es ohne nachteilige Folgen möglich, mehrere Tage mit der Lichtbehandlung auszusetzen und ihre Dauer zu verkürzen. Trotzdem ist im Frühling, wenn das Wetter Kapriolen schlägt, Vorsicht geboten. Strahlender Sonnenschein und graue Regenwolken wechseln einander ab. Kaum denken Sie, dass Sie es für dieses Jahr geschafft haben, kehren die Probleme mit einem Schlag zurück. Werfen Sie also einen Blick auf den Himmel, bevor Sie Ihre Lichtbox wegpacken.

Wir haben weiter oben gesehen, dass manche Menschen die Lichtbehandlung einstellen können, sobald sich ihre Symptome gelegt haben. Wem dieses Glück unter welchen Umständen beschieden ist, lässt sich zurzeit noch nicht sagen.

Wir tippen aber darauf, dass nur die wenigsten Patienten so leicht davonkommen. In den meisten Fällen kehren die Symptome in der dunklen Jahreszeit früher oder später mehr oder weniger stark zurück.

Probleme lösen

Die Wirkung der Lichttherapie stellt sich normalerweise innerhalb von vier Tagen ein. Was ist zu tun, falls diese Wirkung ausbleibt? Stellen Sie als erstes sicher, dass Sie die Lichtbox richtig einsetzen. Verwenden Sie ein geeignetes Gerät? Haben Sie es in Augenhöhe platziert und halten Sie den richtigen Abstand ein? Verlagern Sie die Behandlung auf eine andere Tageszeit. Wenn die Therapie noch immer nicht oder nur teilweise anschlägt, wenden Sie sich an Ihren Arzt. Vor allem aber: Geben Sie nicht zu früh auf; in vielen Fällen stellt sich eine deutliche Verbesserung frühestens nach zwei Wochen ein.

Was ist zu tun, wenn die Therapie eine Weile lang hilft, ihre Wirkung im Lauf der Zeit aber nachlässt? Falls dieses Problem auftritt, so liegt das selten daran, dass die Wirkung des Lichts versagt. Meistens sind andere Gründe für den Stimmungsabfall verantwortlich: Möglicherweise haben sich Ihre Lebensumstände verändert, Sie erhalten weniger natürliches Tageslicht, Sie führen die Lichtbehandlung nicht konsequent durch oder die Leistungsfähigkeit der Leuchtstoffröhren hat nachgelassen. Gehen Sie all diesen Möglichkeiten nach!

Veränderte Lebensumstände

Haben Sie aus irgendeinem Grund mehr Stress? Haben sich berufliche oder private Veränderungen ergeben? Wenn ja, lässt sich Ihr Seelenzustand vermutlich durch den Abbau von Stressfaktoren verbessern.

Weniger natürliches Tageslicht

Ist es draußen dunkler geworden? Eine Lichtbehandlung, die im November oder Dezember gut anschlägt, bringt in den dunkleren Januar- oder Februartagen unter Umständen nur einen Teilerfolg. Zwar werden die Tage in diesen Monaten länger, sie sind aber oft wolkenverhangen und grau, so dass in Summe weniger Licht vorhanden ist. Als Ausgleich dafür müssen Sie möglicherweise die Lichtmenge erhöhen oder zusätzliche Behandlungsformen in Betracht ziehen.

Konsequente Durchführung der Behandlung

Haben Sie die Lichtbehandlung regelmäßig durchgeführt oder haben Ihre Bemühungen nachgelassen? Haben Sie die Behandlung an manchen Tagen übersprungen oder vorzeitig beendet? Verwenden Sie die Lichtbox richtig – sitzen Sie frontal zum Gerät, so dass Ihre Augen genügend Licht abbekommen?

Nachlassende Leistungsfähigkeit der Leuchtstoffröhren

Wie alt sind die Leuchtstoffröhren in Ihrer Lichtbox? Nach längerem Gebrauch kann es sein, dass die Lampen eine niedrigere Lichtmenge abgeben und in ihrer Wirkung nachlassen. Wenn Sie das Gefühl haben, weniger gut auf die Behandlung zu reagieren als früher und die Leuchten in Ihrer Lichtbox älter als zwei Jahre sind, sollten Sie daran denken, sie zu ersetzen.

Mit den Reaktionen Außenstehender umgehen

Das Aufstellen einer großen Box, die einen Innenraum taghell erleuchtet, erregt sicherlich Aufmerksamkeit. Patienten, die ihre Lichtbox zu Hause oder am Arbeitsplatz einschalten, stellen fest, dass das helle Licht manche Menschen magisch anzieht, während andere es ablehnen und als störend empfinden.

Viele Patienten fürchten, als psychisch krank oder irgendwie seltsam zu gelten, wenn sie eine Lichtbox im Büro aufstellen. Die Reaktionen von Kollegen und Vorgesetzten fallen dabei sehr unterschiedlich aus. In den meisten Fällen wissen die Betroffenen selbst am besten, ob an ihrem Arbeitsplatz ein Klima der Toleranz herrscht und das Aufstellen einer Lichtbox ratsam ist. Möglicherweise stehen die Kollegen und Vorgesetzten in einer Werbeagentur oder im Gesundheitswesen den Therapieleuchten verständnisvoller und aufgeschlossener gegenüber als Menschen, die beim CIA oder im Pentagon arbeiten – das Aufstellen von Lichtboxen empfiehlt sich dort wahrscheinlich weniger.

Trotzdem: Die meisten unserer Patienten waren überrascht, wie gut ihre Kollegen die Lichtbox und die Erkrankung, von der sie künden, akzeptiert haben.

Vielleicht liegt das daran, dass die meisten Menschen wissen, dass die Jahreszeiten das Verhalten von Tieren beeinflussen können und dass ein Großteil der Bevölkerung selbst saisonale Veränderungen erlebt, wenn auch in einem geringeren Maße.

Fragen nach den Lichtboxen beantwortet man am besten sachlich und selbstverständlich. Oder mit Humor: Ein Student konterte auf die Frage seiner Zimmergenossen, wozu er die Lichtbox brauche, mit der Information, Experimente hätten ergeben, dass helles Licht bei Ratten konstant für einen Zustand sexueller Erregung sorge. Das brachte die meisten Frager zum Schweigen.

Viele Menschen erzählen, dass ihre Haustiere positiv auf das Therapielicht reagieren. Vor allem Katzen scheinen völlig fasziniert davor zu sitzen. Interessanter als die Reaktion von Haustieren allerdings ist die Reaktion der Krankenversicherer auf die Lichtboxen.

In Deutschland und in der Schweiz ist es mittlerweile gängige Praxis, dass die gesetzlichen Krankenkassen und die Ersatzkassen die Kosten für eine Lichtbox übernehmen, sofern ein entsprechendes ärztliches Rezept vorliegt. In Österreich ist dies leider noch nicht der Fall.

Neue Entwicklungen der Lichttherapie

Dämmerungssimulatoren

Wie weiß Ihr Körper, ob draußen die Sonne scheint oder der Himmel grau ist, noch bevor Sie einen Blick aus dem Fenster geworfen oder den Wetterbericht gehört haben?

Dr. Michael Terman ist dieser Frage nachgegangen und hat dabei der Lichttherapie eine aufregende neue Wendung gegeben. Ausgehend von seinen Grundlagenforschungen über den Biorhythmus bei Tieren erkannte Terman, dass die Übergangszeiten zwischen Tag und Nacht – Morgengrauen und Abenddämmerung – den Tagesrhythmus von Tieren wesentlich beeinflussen. Möglicherweise ist das Auge zu diesen Zeiten besonders lichtempfänglich.

Terman stellte die Hypothese auf, dass auch Menschen im Morgengrauen empfänglicher als sonst auf Licht reagieren – so sehr, dass sie sogar auf die Wirkung der relativ geringen Lichtmenge ansprechen, die durch die geschlossenen Augenlider gelangt.

Um diese Hypothese zu testen, entwickelte Terman einen computergesteuerten Dämmerungssimulator. Das Gerät kann so programmiert werden, dass es zu einer voreingestellten Zeit das Licht einschaltet und die Lichtstärke langsam steigert, bis nach einer bestimmten Zeit die volle Lichtintensität erreicht ist. Lampenhersteller haben diese Idee aufgegriffen und äußerst handliche, bloß handtellergroße Geräte entwickelt, die elektronisch das Heraufziehen einer künstlichen Morgendämmerung steuern. Für diese künstliche Morgendämmerung werden verschiedene Lichtquellen angeboten. Die einfachste von ihnen ist eine Nachttischlampe, die man mit der gewünschten Lichtstärke und -qualität ausstattet und in einem geeigneten Abstand zum Kopf des Schlafenden aufstellt.

Dr. Michael Terman in New York und Dr. David Avery in Seattle, Washington, haben die Wirkung von Dämmerungssimulatoren auf Patienten analysiert und dabei festgestellt, dass sie sowohl die Symptome lindern als auch das Aufwachen am Morgen erleichtern. Nach Avery reagieren Patienten, die im Winter Mühe mit dem Aufwachen haben, auf die Behandlung mit einem Dämmerungssimulator besonders gut. Avery führte eine Replikationsstudie der ersten Studie durch und empfiehlt eine Dauer der künstlichen Morgendämmerung von eineinhalb bis zwei Stunden. Innerhalb dieser Zeit wird ein zunächst völlig dunkler Raum auf 250 Lux erhellt, gemessen direkt am Auge. Das entspricht in etwa der Lichtmenge, der Ihre Augen ausgesetzt sind, wenn Sie sich ungefähr in einem Meter Abstand zur Nachttischlampe befinden.

Es stellt sich die Frage, ob es nicht ebenso oder ähnlich wirksam wäre, anstelle eines Dämmerungssimulators eine Nachttischlampe mit einer Zeitschaltuhr zu verwenden, die sich eineinhalb bis zwei Stunden vor der Aufwachzeit einschaltet. Diese Frage ist noch nicht eingehend erforscht. Dr. Frederick Jacobsen fand bei einem nicht kontrollierten Experiment heraus, dass Patienten, die ungewöhnlich lange schlafen, mit weniger Schlaf auskommen, wenn sie eine Nachttischlampe mit Zeitschaltuhr verwenden. Wenn diese simple Installation tatsächlich Wirkung zeigt, so lässt sich damit viel Geld sparen, denn Dämmerungssimulatoren kosten zurzeit etwa € 150. Es lohnt sich, zunächst die einfachere und weniger teure Möglichkeit (Nachttischlampe plus Zeitschaltuhr) auszuprobieren. Erweist sie sich als wirksam, brauchen Sie vielleicht keinen Dämmerungssimulator zu kaufen. Eigene Versuche mit dem Dämmerungssimulator, der täglich, auch im Sommer benutzt wird, haben gezeigt, dass damit das Aufwachen am Morgen sehr viel leichter fällt. Darüber hinaus lässt sich das Gerät leicht transportieren und man muss auch auf Reisen nicht auf den Simulator verzichten.

Lichttherapie, wo Sie gehen und stehen: Der Lichthelm

Keine Frage: Lichtboxen schränken die Bewegungsfreiheit des Patienten während der Lichttherapie ziemlich ein. Dr. Thomas Wehr und Dr. Stephen Leighton vom NIMH, Dr. George Brainard vom Jefferson Medical College und Dr. Rosenthal unternahmen deshalb den Versuch, ein tragbares, am Kopf befestigtes Therapiegerät zu entwickeln.

Wäre es nicht fantastisch, dachten wir, wenn man während der Lichttherapie herumlaufen und alle möglichen Dinge im Haus erledigen könnte? Eine Mutter könnte z. B., während sie ihre Lichtdosis erhält, mit den Kindern frühstücken und sie für die Schule fertig machen. Dieser Gedanke führte zur Entwicklung des Lichthelms, einem Gerät, das auf dem Kopf getragen wird und wie eine Baseballmütze aussieht, wobei in den Schirm über und vor den Augen die Lampen eingebaut sind.

Der Lichthelm wurde seither laufend weiterentwickelt und in verschiedenen Forschungszentren an über 200 SAD-Patienten getestet. Die Ergebnisse dieser Studien lassen unterschiedliche Interpretationen zu. Zuerst die gute Nachricht: Ein hoher Prozentsatz von Patienten fühlte sich besser, nachdem der Lichthelm über einen Zeitraum von ein oder zwei Wochen dreißig bis sechzig Minuten am Tag getragen wurde. Bei über 50 % der Patienten klangen die Symptome fast völlig ab. Das Problem bei der Interpretation der Ergebnisse bestand darin, dass der Therapieerfolg bei allen Patienten ähnlich war, obwohl sie Lichthelme mit sehr unterschiedlichen Lichtstärken (zwischen 30 Lux und 6000 Lux) getragen hatten.

Neue Therapiegeräte im Test.

Dieses Ergebnis steht in völligem Widerspruch zu den Studien, die mit Lichtboxen durchgeführt wurden und eine klare Korrelation zwischen Therapieerfolg und Lichtstärke erkennen ließen.

Für das überraschende Ergebnis der Lichthelm-Studien gibt es zwei Erklärungen: Erstens besteht die Möglichkeit, dass der Lichthelm nichts als ein Placebo ist. Seine Heilkraft wäre demnach darauf zurückzuführen, dass die Patienten einen Behandlungserfolg erwarten oder auf nicht näher bestimmbare

Lichtboxen sind besser erforscht als Lichthelme.

Weise auf die Unterstützung, die Ermutigung und das Interesse der Forscher reagiert haben. Zweitens kann es sein, dass die Ergebnisse mit dem geringeren Abstand zwischen Auge und Lichtquelle zu tun haben. Möglicherweise besteht beim Lichthelm eher die Möglichkeit, die Lichtmenge zu regulieren, die in das Auge eindringt, als bei einer Lichtbox, die das Licht aus einer größeren Entfernung abgibt. Es kann z. B. sein, dass wir blinzeln, wenn das Licht sehr hell ist, und so die Lichtstärke am Auge begrenzen. Umgekehrt kann sehr gedämpftes Licht dazu führen, dass sich unsere Pupillen erweitern, so dass ein größerer Anteil des verfügbaren Lichts in das Auge gelangen kann. Möglicherweise liegt es an diesen Reaktionen, dass beim Lichthelm völlig unterschiedliche Lichtstärken ähnliche Behandlungsergebnisse bringen.

Lichtboxen sind klinisch besser erforscht als Lichthelme. Wenn Sie aber auf Bewegungsfreiheit während der Lichttherapie Wert legen, ist der Lichthelm mit Sicherheit einen Versuch wert. Es empfiehlt sich, den Lichthelm vor dem Kauf erst einmal ein paar Wochen lang zur Miete zu testen oder eine Geld-Zurück-Garantie für den Fall auszuhandeln, dass er sich nicht als hilfreich erweisen sollte.

Lichttherapie auf Reisen

In letzter Zeit sind auch sehr leistungsfähige kleinere Lichttherapie-Geräte auf den Markt gekommen, die z. B. auf Reisen eingesetzt werden können. Diese Geräte basieren auf LED-Leuchten und sind meist nicht sehr viel größer als 10 x 15 cm. Sie können vorübergehend bei SAD-Patienten, aber auch zur Behandlung des Jetlags eingesetzt werden. Von einer regelmäßigen Behandlung mit diesen Kleingeräten ist jedoch eher abzuraten, da nur ein kleiner Anteil der Retina durch diese nahezu punktuelle Lichtquelle gereizt wird.

Vorbeugen durch frühzeitige Lichtbehandlung

Der Niederländer Dr. Ybe Meesters und seine Kollegen haben die Literatur um die provozierende Idee erweitert, mit einer kurzen Lichtbehandlung zu Beginn der dunklen Jahreszeit ließe sich eine anhaltend antidepressive Wirkung für den Rest des Winters erzielen, auch wenn die Behandlung nicht fortgeführt wird. Die Wissenschaftler berichteten, bei einer kleinen Gruppe von SAD-Patienten habe eine nur fünftägige Lichttherapie sofort nach Auftreten der ersten schwachen Depressionssymptome ausgereicht, um den Grad der Depression den ganzen Winter über niedrig zu halten. Eine frühere Patientin von uns hat an dieser experimentellen Behandlung teilgenommen und uns voller Begeisterung aus Holland angerufen, um von einem Winter ohne Depressionen zu berichten.

Obwohl dieser Ansatz erste interessante Ergebnisse gebracht hat und sicherlich nicht schaden kann, befindet er sich zurzeit noch in einem sehr experimentellen Stadium. Die Termans an der Columbia University waren nicht in der Lage, die Untersuchung zu wiederholen; die meisten ihrer Patienten erlitten innerhalb weniger Wochen nach Einstellung der Behandlung einen Rückfall.

Auch wir kennen viele Patienten, bei denen die frühzeitige Behandlung zu Winterbeginn Depressionen zu einem späteren Zeitpunkt nicht verhindern konnte. Die widersprüchlichen Erkenntnisse und Beobachtungen über die vorbeugende Wirkung einer frühzeitig durchgeführten Lichttherapie müssen deshalb erst noch auf einen Nenner gebracht werden. Angesichts der raschen Fortschritte in der Erforschung der Lichttherapie sind wir überzeugt, dass diese ungelöste Frage noch vor dem Erscheinen der nächsten Auflage dieses Buches beantwortet sein wird.

Zukunftsmusik: Lichträume

Mehrere Forscher sind der Möglichkeit nachgegangen, einen ganzen Raum so hell zu erleuchten, dass ein Patient darin herumgehen kann und eine therapeutisch wirksame Lichtstärke erhält, ohne in eine bestimmte Richtung blicken zu müssen. Meine Frau und ich haben das in unserem Schlafzimmer verwirklicht. Auf diese Weise können wir uns an dunklen Wintertagen und -abenden in unser Schlafzimmer zurückziehen und förmlich im Licht baden, ohne an einen Platz gefesselt zu sein. Ich kann mir den »Lichtraum« der Zukunft gut vorstellen: Per Computer schaltet sich zu einer programmierten Zeit ein schwaches Licht ein. Allmählich wird es heller und heller, bis es Zeit zum Aufstehen ist. Abends wäre der gleiche Raum zunächst sehr hell erleuchtet. Nach und nach wird es immer dunkler – eine perfekte Simulation der Abenddämmerung.

Zusätzlich könnte man den Raum mit Dioramen ausstatten – plastischen Schaubildern von Seen und Wäldern. Wenn der Raum morgens heller wird, hätten Sie damit die Möglichkeit, eine Sonne über dem Horizont hinter dem See aufsteigen zu sehen, Vogelgezwitscher zu hören und Rehen beim Äsen zuzuschauen! Es gibt bereits solche Computerdioramen, auch wenn sie für die meisten von uns bisher unerschwinglich sind. Mit dem zunehmenden technischen Fortschritt aber könnten sie Teil unseres Alltags werden. Damit wäre in der Zukunft eine sehr viel naturalistischere Form der Lichtbehandlung möglich als heute, die sich nahtlos in den Rest unseres Lebens einfügen wird.

Zukunftsvision: lichtdurchflutete Räume.

Indirektes Licht

Kehren wir in die Gegenwart zurück und sehen wir uns eine prosaischere, aber sehr hilfreiche Strategie an, uns mit mehr Licht zu umgeben: indirektes Licht. Wir haben bisher Leuchtstoffröhren für die Lichttherapie empfohlen.

Es gibt jedoch keinen Grund anzunehmen, dass nicht auch normale Glüh- oder Halogenlampen für die Behandlung von SAD geeignet sind. Das Problem dabei ist, dass diese Lampen sehr viel Licht über kleine, sehr helle Glühfäden abgeben. Wenn man direkt in diese Glühfäden schaut, kann das den Augen schaden. Wird dagegen das Licht von einer großen Oberfläche reflektiert, so stellt das entstehende indirekte Licht kein Problem für die Augen dar.

Sie erhalten diese Wirkung z. B., wenn Sie eine Halogenleuchte auf eine weiße Wand richten oder wenn das Licht einer hellen Hängelampe von einem weißen Tischtuch reflektiert wird. Einige unserer Patienten sind mit solchen Maßnahmen gut gefahren.

Glühlampen haben den Vorteil, preiswert zu sein; ihre Nachteile sind aber nicht zu unterschätzen. Erstens besteht immer die Gefahr, dass Sie unabsichtlich in die Lichtquelle blicken und Ihre Augen schädigen.

Zweitens wissen Sie weder, wie viel Licht Ihre Augen erreicht, noch ob Ihr selbst gemachtes Konstrukt den therapeutischen Anforderungen entspricht. Abhilfe können Sie nur schaffen, indem Sie einen guten Belichtungsmesser kaufen und die Lichtstärke messen.

Drittens gibt es für Glühlampen nicht die umfassende klinische Erfahrung und die reichhaltige wissenschaftliche Literatur wie für Leuchtstoffröhren. Viertens erzeugen Glühlampen mehr Wärme als Leuchtstoffröhren und verbrauchen mehr Strom, um die gleiche Lichtmenge zu generieren.

Angesichts dieser Nachteile raten wir dringend, für die Lichttherapie professionelle Geräte zu verwenden, die mit Leuchtstoffröhren arbeiten. Indirektes Licht, das mit Glüh- oder Halogenlampen erzeugt wird, empfiehlt sich nur zur Verbesserung der allgemeinen Raumbeleuchtung. Der Nutzen einer helleren Raumbeleuchtung wird auf Seite 99 diskutiert.

Ihr persönliches Therapieprogramm

Sie kennen jetzt die verschiedenen Möglichkeiten der Lichttherapie. Im nächsten Schritt geht es darum, die für Sie geeignete Form der Lichttherapie zu finden und diese in ein Gesamtprogramm zur Behandlung von SAD zu integrieren.

Weitere Möglichkeiten, SAD zu behandeln, beschreiben die folgenden Kapitel.

Lesen Sie dazu einen Brief, den mir eine Leserin der früheren Version dieses Buchs aus Albuquerque, New Mexico, geschrieben hat:

> *Ich finde, Sie sollten darauf hinweisen, wie wichtig es ist, die Lichttherapie den eigenen Bedürfnissen anzupassen (die von Fall zu Fall sehr unterschiedlich sein können). Dank der Lichttherapie habe ich 1993 zum ersten Mal seit zehn Jahren einen Winter ohne Depressionen erlebt. ABER – ich verdanke das nicht etwa allein der Lichttherapie!!*
>
> *Sie half mir zwar zu Herbstbeginn, als die Sonne noch ziemlich früh aufging. Sobald es aber morgens lange dunkel blieb, wirkte die Lichtbox nicht mehr – egal, wie lange oder zu welcher Tageszeit ich mich davor setzte. Ich las die gesamte verfügbare Literatur zum Thema – ohne Erfolg.*
>
> *Nachdem ich die Hoffnung fast schon aufgegeben hatte, fragte ich mich selbst, wo*

das Problem liegen könnte. Mir wurde bewusst, dass ich mich eigentlich danach sehnte, in Licht zu baden – wie im Sommer am Strand. Es war unbefriedigend für mich, bei normaler Raumbeleuchtung in relativer Dunkelheit vor einer einzelnen hellen Lichtquelle (der Lichtbox) zu sitzen.

Ich ließ mich von diesem instinktiven Gefühl leiten und stellte in meinem Schlafzimmer zusätzlich zu meiner Lichtbox auch alle meine alten selbst gebastelten Lichtboxen auf (insgesamt acht Leuchtstoffröhren, die jeweils 1,20 Meter lang waren), die mir in früheren Wintern mehr schlecht als recht geholfen hatten (wenn ich vier Stunden am Tag davor saß!). Ich tauchte morgens in das Licht ein – und meine Stimmung hellte sich schlagartig auf. Das blieb den ganzen Winter über so. (Woran ich erkenne, dass ich meine Dosis erhalten habe? Meine Hände kribbeln! Ich fühle mich wie aufgeladen.)

Diese Frau schildert auch ihre Erfahrungen mit Ärzten, die ihren Symptomen keine Bedeutung beimaßen oder Behandlungsformen vorschlugen, die die Ernsthaftigkeit ihrer Winterprobleme außer Acht ließen:

Ich hoffe, dass die hiesigen Ärzte in naher Zukunft nicht mehr sagen werden: »SAD in Albuquerque. Das gibt's nicht. Hier ist es doch sonnig.« Lesen die denn keine Fachliteratur?

Und weiter:

Misstrauen Sie Ärzten, die Ihnen weismachen wollen, es würde reichen, wenn Sie »eine Stunde täglich nach draußen gehen«, mehr Lampen aufhängen usw. Mehrere Psychiater sind mir mit solchen Ratschlägen gekommen – und natürlich haben sie nicht geholfen. Ich habe mir alles, was ich tun muss, selbst angelesen oder in meiner Selbsthilfegruppe gelernt.

Zusammenfassung

- ☐ Die Lichtbox ist das wirksamste Therapiegerät gegen SAD.
- ☐ Neuere Geräte wie Dämmerungssimulatoren erscheinen vielversprechend, Lichthelme dagegen weniger.
- ☐ Die Zukunft wird wirksame und alltagstauglichere Lösungen bringen.

Diese Frau hat erkannt, wie wichtig es ist, die Verantwortung für ihre Behandlung zu übernehmen und sich nicht ausschließlich auf ihre Ärzte zu verlassen. Wir sind glühende Verfechter der Idee, dass Patienten sich nicht auf die Konsultation eines Arztes beschränken, sondern sich auch selbst über ihre Krankheit und deren Behandlungsmöglichkeiten informieren und mit Intelligenz und Kreativität nach Abhilfe suchen sollten. Vor diesem Hintergrund haben wir dieses Buch geschrieben.

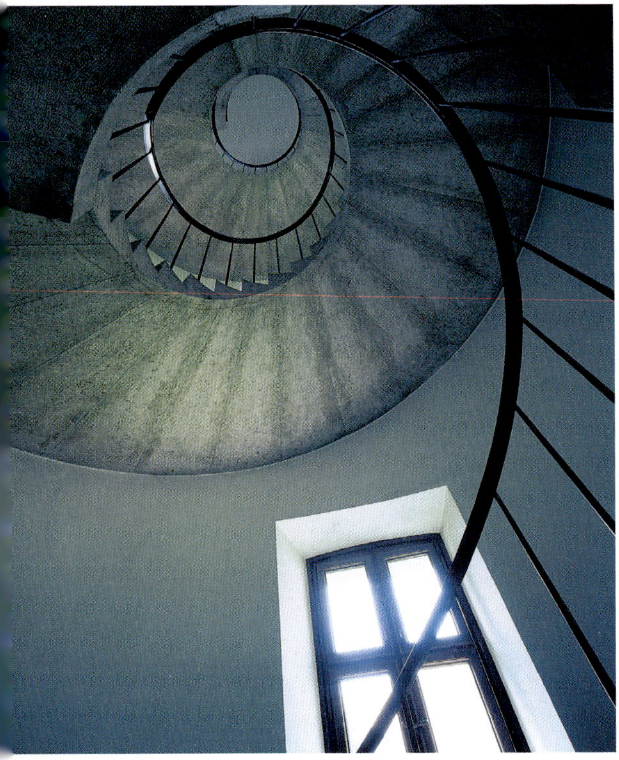

Lichttherapie ist nicht alles: weitere Behandlungsmethoden

Obwohl die Lichttherapie den meisten Menschen mit SAD hilft, kann sie das Problem nicht immer vollständig lösen. Manche Schwierigkeiten dauern weiter an, wenn auch in geringerem Ausmaß. Viele Menschen stellen fest, dass die Lichttherapie ihr Befinden enorm verbessert; trotzdem fühlen sie sich im Winter weiterhin schlechter als im Sommer. Glücklicherweise gibt es eine Reihe von anderen Methoden, Winterdepressionen – und Depressionen zu jeder anderen Jahreszeit – zu lindern.

Der erste Schritt: SAD als Krankheit verstehen

SAD ist heute ein etabliertes Krankheitsbild. Betroffene können dadurch ihren Problemen mit neuem Verständnis begegnen. Das Wissen, dass SAD eine Krankheit ist, ist relativ neu. Lange Zeit mussten SAD-Patienten damit leben, ihre Schwierigkeiten nicht richtig einschätzen zu können und von ihrer Umgebung missverstanden zu werden. Eine klassische Depression – die Form der Depression, bei der die Mediziner davon ausgehen, dass sie von »innen heraus« kommt und die deshalb endogene Depression heißt – äußert sich typischerweise durch Appetitlosigkeit, Gewichtsverlust und Schlafstörungen.

Menschen, die unter einer endogenen Depression leiden, sind oft völlig aus der Bahn geworfen, hegen ernsthafte Suizidgedanken und müssen in vielen Fällen stationär behandelt werden. Verglichen mit einer klassischen Depression verläuft SAD im Allgemeinen weniger dramatisch. SAD-Patienten können privat und beruflich halbwegs funktionieren, wenn auch deutlich weniger effizient als in anderen Jahreszeiten. Eine stationäre Behandlung ist nur selten erforderlich. SAD-Patienten legen häufig ein anderes Ess- und Schlafverhalten an den Tag als Menschen, die unter klassischen Depressionen leiden: Sie neigen dazu, mehr zu essen, Kohlenhydrate zu bevorzugen und im Winter zuzunehmen. Ihr Energieniveau ist sehr niedrig und sie fühlen sich oft erschöpft, schwerfällig und niedergedrückt. Sie ziehen sich zurück und wollen allein gelassen werden.

Da SAD-Symptome ebenso sehr mit körperlichen wie mit seelischen Problemen verbunden sind, wenden sich die Betroffenen eher an ihren Hausarzt oder Internisten als an einen Psychiater oder Therapeuten. Sie werden deshalb häufig auf Krankheiten wie Schilddrüsenunterfunktion, Unterzuckerung oder chronische Virusinfektionen (z. B. den Epstein-Barr-Virus) hin untersucht. Fallen diese Untersuchungen negativ aus, wie das meistens der Fall ist, weiß der Arzt oft nicht weiter: Er versäumt es, eine SAD-Diagnose zu stellen, oder er kennt die dafür vorgesehene Behandlung nicht. Manche Ärzte geben in einem solchen Fall zu, dass sie mit ihrem Latein am Ende sind. Andere vermitteln dem Patienten das Gefühl, er würde seine Schwierigkeiten überbewerten.

Dadurch entsteht bei einem Patienten leicht der Eindruck, er bilde sich sein Problem nur ein: Schließlich sind alle Tests negativ verlaufen. Er fühlt sich selbst für seine missliche Lage verantwortlich. Wenn der Arzt nicht helfen kann, muss der Patient die Lösung finden. Denken Sie daran: Bisher gibt es keinen Labortest für SAD. Die Diagnose wird ausschließlich auf Grund der Krankengeschichte gestellt.

Bevor SAD als Krankheit anerkannt war, hatten Psychiater oft Probleme zu verstehen, was los war. Schließlich waren die Patienten trotz ihrer Depressionen nicht funktionsunfähig; sie konnten immer noch arbeiten und ihren Alltag mehr schlecht als recht bewältigen. Viele Psychiater sahen das Problem deshalb als »neurotische« Reaktion auf psychologische Konflikte oder auf Schwierigkeiten, mit Herausforderungen des Lebens fertig zu werden.

Viele der Patienten haben uns erzählt, wie schuldig sie sich fühlen, in den Wintermonaten nicht die gewohnte Leistung zu bringen und an sie gestellte Anforderungen nicht erfüllen zu können. Versuche, diese Unfähigkeit durch psychologische Faktoren wie Kindheitstraumata, Konflikte oder die Reaktion auf einen wiederkehrenden Jahrestag zu erklären, haben nichts gebracht – sondern, schlimmer noch, den Patienten das Gefühl gegeben, einmal mehr gescheitert zu sein. Die Erklärung, saisonale Probleme seien eine ungewöhnliche oder übertriebene Reaktion auf physikalische und klimatische Veränderungen, leuchtet intuitiv ein. Schließlich verändern Pflanzen und Tiere sich mit den Jahreszeiten, warum also nicht auch der Mensch? Dieser Gedanke befreit unsere Patienten oft von dem Schuldgefühl, selbst für ihre Symptome verantwortlich zu sein. Sie erhalten eine schlüssige Erklärung für ihre Stimmungsschwankungen und ihr verändertes Verhalten im Winter, und das macht die Sache für sie leichter.

Betroffene von Schuldgefühlen befreien.

Die Erklärung, die übertriebene Reaktion auf die Jahreszeiten und die daraus resultierenden Symptome seien auf eine Störung der Gehirnchemie zurückzuführen, ist ein Beispiel für das so genannte »medizinische Modell«. Nach diesem Modell werden Störungen der Gehirnfunktion wie Störungen jedes anderen Organs betrachtet – z. B. der Bauchspeicheldrüse bei Diabetes. So wie der Diabetiker nicht genügend Insulin produziert, produziert der SAD-Patient bei Lichtmangel nicht die korrekte chemische Reaktion. Und so wie die Injektion von künstlichem Insulin Diabetes-Symptome unter Kontrolle halten kann, kann helles Licht SAD-Symptome unter Kontrolle halten. Das medizinische Modell bewirkt, dass depressive Symptome nicht mehr als charakterliche Mängel gesehen werden, für die ein Betroffener irgendwie verantwortlich ist, sondern als die gesundheitlichen Beschwerden, die sie wirklich sind. Viele Menschen hatten vor der SAD-Diagnose das Gefühl, faul, schlecht oder unreif zu sein. Allein das Wissen, eine Krankheit zu haben, für die es einen Namen, eine Erklärung und wirksame Behandlungsmethoden gibt, bringt einen therapeutischen Nutzen.

SAD ist behandelbar – diese Erfahrung ist befreiend.

Darüber hinaus ist es für die Betroffenen tröstlich zu wissen, dass sie ihr Leben trotz der SAD-Symptome kontrollieren können. Behandlungsformen wie die Lichttherapie und andere Möglichkeiten, SAD-Symptome zu bekämpfen, nehmen ihnen das Gefühl, Opfer des Schicksals zu sein, und geben ihnen die Chance, die Dinge selbst in die Hand zu nehmen.

Menschen, die daran gewöhnt waren, im Winter nur auf Sparflamme zu laufen, können jetzt rund um das Jahr damit rechnen, produktiv zu sein. In manchen Fällen erlaubt dies langfristige Pläne, an die bisher nicht zu denken war: z. B. das Abitur nachzuholen oder sich selbständig zu machen.

Fassen wir zusammen: Der Nutzen zu wissen, dass man unter SAD leidet und dass Licht Depressionen entgegenwirkt, geht weit über die unmittelbare Linderung der Symptome hinaus. Die Art und Weise, wie Betroffene über Probleme, zukünftige Perspektiven und Lösungsmöglichkeiten denken, verändert sich. Das Wissen, dass SAD eine behandelbare Krankheit ist, kann deshalb eine befreiende Erfahrung sein, die sich im Lauf der Jahre immer wieder auszahlt.

SAD ernst nehmen

Zu verstehen, dass Sie SAD haben, ist das eine. Viel schwieriger ist es zuzugeben, in welchem Ausmaß SAD Ihr Leben prägt: Es beeinflusst Ihre Fähigkeit, glücklich oder produktiv zu sein. Einige unserer Patienten haben nach der SAD-Diagnose mehrere Winter lang unnötig gelitten, weil sie den Befund nicht akzeptieren konnten.

Eine Patientin, die dazu neigte, ihre Gesundheit hintanzustellen, versäumte es zwei Winter über, sich regelmäßig vor die Lichtbox zu setzen. Erst im Rahmen einer parallel durchgeführten Psychotherapie lernte sie zu akzeptieren, dass sie auf ihre Gesundheit achten muss. Als sie ihre Krankheit und deren Wirkung auf ihr Leben endlich angenommen hatte, erlebte sie den besten Winter ihres Lebens.

Patienten, die ihre SAD-Erkrankung ernst nehmen, müssen ihr Leben manchmal einschneidend verändern, um sich das Alltagsleben im Winter zu erleichtern. Die Behandlung einer SAD-Patientin z. B. wurde sehr durch die Tatsache erschwert, dass sie jeden Tag viele Stunden im Auto verbringen musste, um zur Arbeit zu fahren und ihre Kinder herumzuchauffieren. Diese weiten Wege waren nicht nur sehr stressig, sondern hinderten sie auch daran, regelmäßig Sport zu treiben und die Lichtbehandlungen im erforderlichen Umfang durchzuführen. Bei der Analyse ihrer Lebensumstände stellte sich heraus, dass ihr ein kürzerer Weg zum Arbeitsplatz

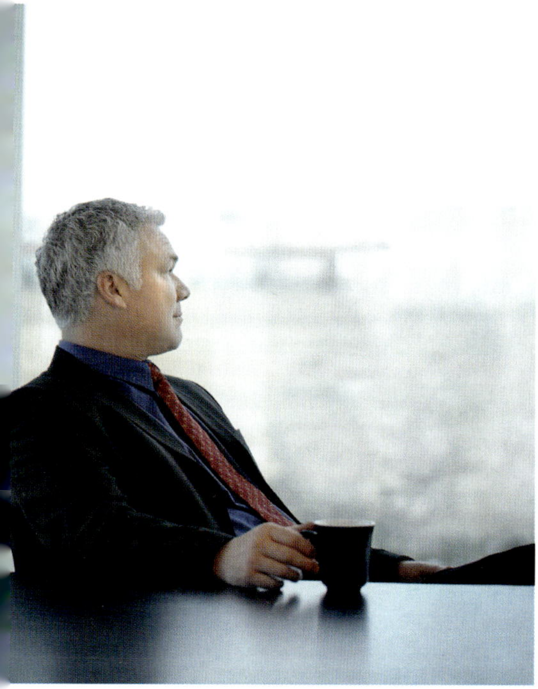

und zu den Freizeitaktivitäten und Freunden der Kinder das Leben sehr viel leichter machen würde. Die Patientin nahm das Problem ernst, sprach mit ihrem Mann darüber und konnte ihn davon überzeugen, ihr geliebtes Haus zu verkaufen und umzuziehen. Ich bin sicher, in den kommenden Wintern wird sich diese Lebensveränderung für die Patientin und ihre Familie auszahlen.

Die Umwelt verändern

Mehr Licht

Das Licht entfaltet seine Heilkraft nicht nur bei der Lichttherapie, sondern in jeder hellen Umgebung. Manche Menschen stellen mehrere Lichtboxen in verschiedenen Räumen auf. Auf diese Weise erhalten sie mehr Licht, ohne unter dem Gefühl zu leiden, an einen Platz gefesselt zu sein. Es ist nicht immer von entscheidender Bedeutung, dass das Licht aus Spezialboxen kommt. Oft hilft es schon, für eine hellere Beleuchtung zu Hause oder am Arbeitsplatz zu sorgen, selbst wenn Sie dazu einfach mehr Deckenleuchten einbauen oder einen Raum mit zusätzlichen Stehleuchten ausstatten.

Die Lichtverhältnisse in Innenräumen lassen sich durch eine Reihe einfacher bis aufwendiger Veränderungen verbessern: z. B. durch das Schneiden von Hecken oder tief hängenden Baumästen vor Fenstern oder durch den Einbau von Dachflächenfenstern. Ein interessantes neues Produkt sind Aluminiumröhrenfenster, die von der Oberkante des Daches bis zur Unterkante der Decke reichen. Sie bringen nicht nur zusätzliches Tageslicht in die Innenräume, sondern vermitteln darüber hinaus das Gefühl, dem Sonnenlicht oder sogar dem Mondschein ganz nahe zu sein. Auch leuchtende Farben und helle Oberflächen der Möbel heben die Stimmung. Dunkle Holzverkleidungen lassen sich durch helle Tapeten ersetzen. Polster und Vorhänge liefern gelbe und orange Farbtupfen; weiße oder naturfarbene Teppiche und Möbel vermitteln eine Atmosphäre von Ferien im Süden. SAD-Patienten, die einen Umzug planen, sollten auf die Größe der Fenster und die Ausrichtung der Räume achten.

In Wohnräumen mit ein paar Tricks mehr Licht erzielen.

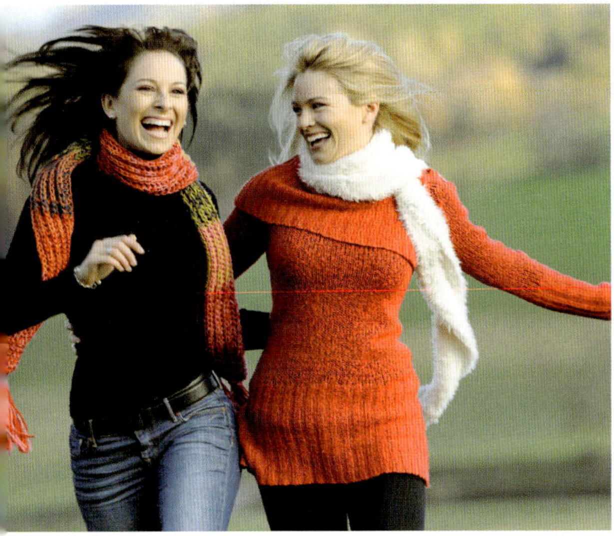

Aktivitäten im Freien verbinden das Angenehme mit dem Nützlichen. Ein Spaziergang im Schnee an einem sonnigen Wintertag ist ebenso angenehm wie therapeutisch. Dr. Anna Wirz-Justice in der Schweiz hat die

Im Winterurlaub sonnigere Gefilde aufsuchen!

Wirkung des natürlichen Tageslichts systematisch analysiert und festgestellt, dass Morgenspaziergänge SAD-Patienten besonders gut tun.

Viele unserer Patienten sagen, dass das Licht, das vom Schnee reflektiert wird, einer der Gründe ist, warum sie so gern Ski fahren. Manche SAD-Patienten übernehmen freiwillig Abendschichten, um tagsüber so viel Zeit wie möglich draußen in der Sonne verbringen zu können.

Das andere Extrem bilden SAD-Patienten, die – wie ein in Hawaii ansässiger Psychiater feststellen musste – Symptome entwickeln, weil sie nicht hinaus in die Sonne gehen, obwohl sie praktisch das ganze Jahr über scheint. Nach seinen Aussagen reicht die Lichtmenge, die die Patienten abbekommen, wenn sie tagsüber mehr Zeit im Freien verbringen, schon aus, um depressive Symptome unter Kontrolle zu halten.

Wenn Sie der Lichtmenge und -qualität in Ihrer Umgebung erst einmal Beachtung schenken, werden Ihnen alle möglichen Wege einfallen, quasi im Vorbeigehen mehr Licht zu erhalten. Die zusätzliche Lichtaufnahme wird Ihnen helfen, sich wohler und munterer zu fühlen.

Wärme

Viele Patienten haben erzählt, dass ihnen Wärme in Verbindung mit Licht hilft, SAD-Symptome zu bekämpfen. Sie fühlen sich im Winter besser, wenn sie die Heizung aufdrehen, Heizdecken verwenden oder heißen Tee trinken. Obwohl diese Strategie nicht wissenschaftlich untermauert ist, kann sie helfen und auf keinen Fall schaden. Wir wissen, dass bei Tieren neben dem Tageslicht auch die Temperatur die saisonalen Rhythmen beeinflusst.

Winterurlaub

Ein Winterurlaub im Süden verbindet auf das angenehmste helles Licht und warme Temperaturen. Viele unserer Patienten wissen, dass ihnen – wenn sie die Wahl haben – ein Winterurlaub besser bekommt als ein Urlaub im Sommer. Im Januar können zwei Wochen in einem sonnigen Klima die schlimmste Zeit des Winters wohltuend unterbrechen. Es gibt eine Fernsehwerbung, bei der ein Mann am ersten Ferientag trübsinnig an einem Strand in Jamaika steht, am nächsten Tag etwas vergnügter aussieht und am dritten Tag vor Glück strahlt. Genau so geht es SAD-Patienten!

Das natürliche Sonnenlicht des Südens scheint besser zu wirken als jede Lichttherapie im Norden. Statt sich in Florida oder Hawaii in die Sonne zu legen, haben einige unserer Patienten abenteuerliche Reisen z. B. in die Antarktis (wo die Tage in der Zeit, in der es in der nördlichen Hemisphäre Winter ist, sehr lang sind) oder zu den Galapagos-Inseln unternommen – der Heileffekt war der gleiche. Leider ist diese positive Entwicklung meist von kurzer Dauer; wenn ein Patient aus dem Urlaub zurückkommt, muss er die Lichttherapie normalerweise wieder aufnehmen. Bei manchen Menschen stellt sich auf Grund der plötzlichen Sonneneinwirkung mitten im Winter die gleiche Überreizung wie im Sommer ein. Es ist wichtig zu wissen, dass diese Möglichkeit besteht und dass man sich dann der Sonne weniger aussetzen darf.

Umzug in den Süden

Einige unserer Patienten haben eine dramatischere Lösung als die oben genannten gewählt und ihren Wohnsitz in sonnigere Gegenden verlegt.

Den meisten Patienten, die sich für einen Klimawechsel entscheiden, bekommt ein solcher Umzug gut. Sie fühlen sich tatkräftiger und ihr Energiehaushalt ist das ganze Jahr über ausgeglichener. Natürlich kommt es bei einem so radikalen Ortswechsel neben dem Klima auf viele andere Faktoren an. Es ist zu überlegen, ob das Leben in einem sonnigeren Klima es wettmacht, alle Vorteile des jetzigen Lebensstils aufzugeben. Wenn Sie einen Umzug in den Süden ernsthaft in Betracht ziehen, sollten Sie die folgenden Punkte bedenken:

- Wie gut lassen sich Ihre SAD-Symptome durch Lichttherapie und andere Behandlungsmethoden kontrollieren?
- Werden Sie sich in dem neuen Klima im Winter wirklich besser fühlen? Bevor Sie sich für einen Umzug entscheiden, empfiehlt es sich, das bei einem Besuch im Winter auszutesten.
- Wie sind die Wetterverhältnisse in dem neuen Ort im Winter? Auch in einer südlichen Gegend kann es sein, dass die Sonne im Winter die meiste Zeit von Wolken verdeckt wird.
- Wie ist in dem neuen Ort das Wetter im Sommer und wie reagieren Sie auf Hitze und Feuchtigkeit? Stellen Sie sicher, dass Sie durch den Umzug nicht vom Regen in die Traufe kommen.

Diät und Bewegung

Diät und Bewegung sind für SAD-Patienten ein wichtiges Thema: Sie können nicht nur die Stimmung heben, sondern auch das körperliche Wohlbefinden verbessern. SAD-Patienten nehmen im Winter oft zu, weil sie zu viel essen und sich gleichzeitig zu wenig bewegen. Auch wenn die meisten Patienten im Sommer leicht wieder abnehmen, besteht die Gefahr, dass mit jedem Jahr ein paar Pfunde mehr auf den Hüften zurückbleiben. Langsam aber sicher kann das zu Übergewicht führen. Die Forschung zeigt, dass Übergewicht, das durch ständiges Zu- und wieder Abnehmen entstanden ist, besonders gesundheitsschädlich ist. Nach unserer Erfahrung ist die Lichttherapie trotz all ihrer Vorteile oft mit Enttäuschungen für die Patienten verbunden, die hoffen, dass sie ihre überschüssigen Pfunde automatisch verlieren, sobald sie sich besser zu fühlen beginnen.

SAD-Patienten sollten deshalb Diät und Bewegung in ihr tägliches Gesundheitsprogramm einbauen. Die Aspekte, die Sie dabei berücksichtigen müssen und die zu erwartenden Vorteile diskutiert dieser Abschnitt.

Bewegung und Diät sind unumgänglich.

Bewegung

Es zeigt sich immer deutlicher, dass Ausdauertraining bei Menschen, die unter Depressionen leiden, die Stimmung verbessern kann.

Diese antidepressive Wirkung lässt sich bei SAD-Patienten noch steigern, wenn man Sport mit Lichtexposition verbindet – sei es beim Joggen im Freien oder beim Training auf einem Ergometer oder einer Langlaufmaschine vor einer Lichtbox. SAD-Patienten, die versuchen, nur mit Sport – ohne eine begleitende Lichttherapie – über den Winter zu kommen, bringen typischerweise nicht die Willenskraft auf, das Bewegungsprogramm den ganzen Winter über durchzuhalten.

Die Kombination von Bewegung und Lichttherapie dagegen funktioniert oft besser als eine der beiden Behandlungen für sich allein. Sport bringt natürlich zusätzlich den Effekt des Abnehmens; zumindest aber kann er die gefürchtete Gewichtszunahme im Winter verhindern.

Den meisten SAD-Patienten tut Sport gut. Dabei ist es am wichtigsten für Sie, eine Sportart auszuwählen, die Ihnen wirklich Spaß macht: schnelles Gehen (Walking) und Wandern, Schwimmen, Laufen, Radfahren, Langlauf oder Aerobic. Wenn Sie eine Sportart nur auf Grund ihrer aeroben Wirkung oder ihres therapeutischen Wertes auswählen ohne Freude daran zu finden, ist die Wahrscheinlichkeit gering, dass Sie auch langfristig dabeibleiben werden.

Eine gute Hilfe ist ein gleich gesinnter Trainingspartner – als moralische Unterstützung und zur gegenseitigen Motivation.

Wenn Sie abnehmen wollen, müssen Sie Ihren Stoffwechsel in Gang bringen, um Kalorien schneller zu verbrennen. Das lässt sich z. B. durch intensives Ausdauertraining erreichen, besonders wenn Sie es über längere Zeit hinweg (mindestens zwanzig Minuten) durchhalten.

»Fettverbrennende« Bewegung bringt zusätzlich den Vorteil, dass Sie auch noch einige Zeit nach dem Sport mehr Kalorien verbrennen als normal, weil Ihr Stoffwechsel eine Weile braucht, um wieder eine ruhige Gangart einzuschlagen.

Eine andere Möglichkeit, den Stoffwechsel auf Trab zu bringen besteht darin, durch Bewegung Fett in Muskeln umzuwandeln, z. B. durch regelmäßiges Hanteltraining. Muskelzellen verbrauchen mehr Energie als Fettzellen – Ihre Muskeln wirken wie eine Kalorienverbrennungsanlage. Indem Sie mehr Muskelgewebe aufbauen, erhöhen Sie den Stoffwechsel. Sie verbrauchen Kalorien schneller, auch wenn Sie nichts tun.

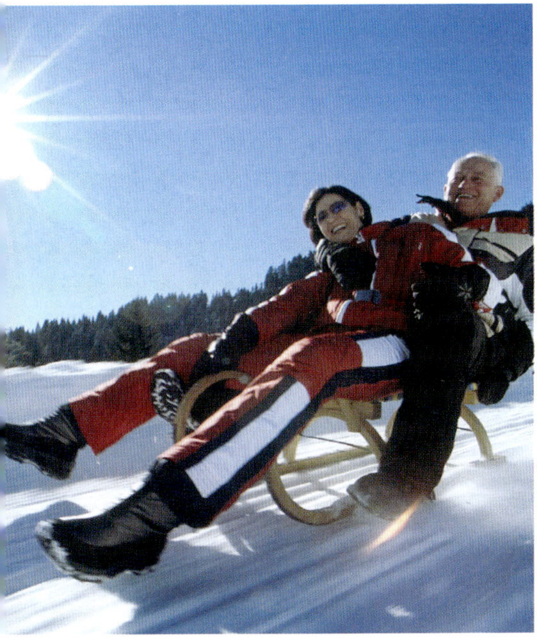

Psychotherapie und SAD

Vielen Menschen mit saisonalen Problemen haben in der Psychotherapie Hilfe und Unterstützung gefunden. Die meisten saisonfühligen Menschen, die in diesem Buch vorkommen, haben sich irgendwann in ihrem Leben einer Psychotherapie unterzogen – fast immer mit Gewinn.

Eine unserer SAD-Patientinnen z. B. begab sich in Psychotherapie, um ihre Scheidung zu verarbeiten; für einen jungen Mann war die Psychotherapie eine Hilfe, berufliche Schwierigkeiten zu bewältigen. Andere Menschen haben durch die Psychotherapie gelernt, belastende Ereignisse aus ihrer Kindheit zu verstehen und zu akzeptieren.

Trotzdem: Nicht für jeden SAD-Patienten ist eine Psychotherapie sinnvoll oder notwendig. Wie können Sie erkennen, ob Sie eine Therapie brauchen?

Ist die Entscheidung für eine Therapie erst einmal gefallen, stellt sich die Frage nach der geeigneten Behandlungsform. Es gibt Dutzende von psychotherapeutischen Verfahren. Welches ist für Sie am besten geeignet? Wie finden und wählen Sie einen Therapeuten, dem Sie vertrauen können?

Diese und ähnliche Fragen stellen sich Menschen, die nach psychologischer Hilfe suchen. Wir wollen versuchen, sie im Folgenden zu beantworten.

Wann sollten Sie eine Therapie in Betracht ziehen?

Angenommen, Sie leiden unter Winterdepressionen. Wir wissen heute, dass die Ursache dafür meist Lichtmangel ist.

Idealerweise sollte Sie deshalb der erste Weg zu einem qualifizierten Therapeuten führen, der Ihnen eine Lichttherapie verordnet.

Wenn Licht allein nicht wirkt, kann die Psychotherapie helfen.

Außerdem sollten Sie die ab Seite 96 genannten Ratschläge befolgen. Wahrscheinlich stellen Sie schon kurz nach Beginn der Behandlung fest, dass Ihre Symptome ganz oder teilweise abklingen.

An dieser Stelle kann einer von zwei Fällen eintreten – obwohl es dazwischen natürlich viele Abstufungen gibt. Im ersten Fall fühlen Sie sich gut. Endlich haben Sie eine Erklärung für Ihre saisonalen Probleme gefunden; mehr noch, Sie sind in der Lage, etwas dagegen zu tun und sie zu kontrollieren. Sie sind frei, Ihr Leben zu leben und es zu genießen – zu lieben und zu arbeiten, wie Sigmund Freud sagen würde. Brauchen Sie eine Psychotherapie? Natürlich nicht.

Kommen wir nun zum entgegengesetzten Fall. Ihre saisonalen Symptome haben dank der Lichttherapie nachgelassen. Anders als in früheren Jahren bleiben Ihnen die Abgründe der Depression erspart. Alles könnte gut sein, aber Sie spüren, dass irgend etwas nicht stimmt. Vielleicht haben Sie das Gefühl, sich in einer Sackgasse zu befinden. Sie leben in Alltags- und Beziehungsmustern, die Sie früher einmal erfüllt haben, heute aber schal geworden sind. Veränderungen sind nötig; Sie wissen aber nicht, welche. Die Lösung kann nicht darin bestehen, den eingeschlagenen Weg weiterzugehen. An diesem Punkt kann eine Psychotherapie sinnvoll sein. Sie kann Ihnen helfen, Ihr Problem zu definieren und in sich selbst nach Lösungen zu suchen, die Sie ohne therapeutische Unterstützung nur sehr schwer finden würden.

Veränderungen sind nötig – neue Sichtweise durch Psychotherapie.

Denken Sie z. B. an eine Fliege, die hartnäckig versucht, sich durch ein geschlossenes Fenster hindurch den Weg hinaus ins Freie zu bahnen – ohne zu merken, dass die Tür hinter ihr offen steht. Sie sieht die Welt, nach der sie sich sehnt, vor sich liegen.

In ihrer Unwissenheit aber ist sie dazu verdammt, wieder und wieder mit dem Kopf gegen die Fensterscheibe zu stoßen. Solche fruchtlosen, eingefahrenen Verhaltensmuster kommen auch beim Menschen oft vor und können durch Psychotherapie abgebaut werden. Das Beispiel der Frau, die immer wieder Beziehungen zu Männern eingeht, die sie misshandeln, ist in den vergangenen Jahren fast schon zum Klischee geworden; wie fast alle Klischees aber gründet auch dieses in der Realität. Ähnlich verhält es sich mit Menschen, die immer wieder scheitern, wenn der Erfolg zum Greifen nahe zu sein scheint. Es heißt, der Neurotiker wiederhole, statt sich zu erinnern; die meisten Kliniker kennen dieses Muster aus ihrer Praxis nur allzu gut.

Freud führt den Zwang, die immer gleichen Muster zu wiederholen, auf frühkindliche Erfahrungen zurück. Ein Bild aus der Computerwelt drängt sich auf: Ein kleiner Defekt in der Software führt jedes Mal wieder zum gleichen Fehler in der Programmausführung. Spinnt man dieses Bild weiter, so kann eine auf Einsicht ausgerichtete Psychotherapie als Versuch gesehen werden, den Softwarefehler zu finden und zu korrigieren, so dass das Programm künftig nicht mehr abstürzt, sondern richtig arbeitet.

Oder, um nochmals auf die Analogie von der Fliege und der Fensterscheibe zurückzukommen: Psychotherapie ist, als würde man der Fliege zeigen, dass es einen anderen Weg hinaus ins Freie gibt – die offene Tür. Tatsächlich können eine neue Sicht eines Problems und neue Strategien, damit umzugehen, ein wunderbares heilsames Gefühl der Freiheit vermitteln.

Ein »Software-Defekt«, der oft für unser Unbehagen verantwortlich ist, hat mit unserem Selbstwertgefühl zu tun. Möglicherweise sind in jungen Jahren falsche oder abwertende Bilder und Meinungen über uns selbst in die Software unseres Gehirns gelangt, die uns noch als Erwachsene verfolgen. Unser Selbstwertgefühl wird aber nicht nur durch Erziehung und frühkindliche Erfahrungen geformt. Auch andere innere und äußere Einflüsse, z. B. wiederholte Depressionen mit langen Phasen der Funktionsunfähigkeit, können unser Selbstwertgefühl und unser Selbstbild auf Dauer beeinträchtigen. Manchmal halten Selbstzweifel auch nach der Behandlung der Depressionen an und können nur mit Hilfe einer Psychotherapie wirklich gelöst werden.

Wir kennen viele Patienten, die Probleme mit ihrem Selbstwertgefühl haben. Bestehen die Probleme nach der Behandlung mit Licht oder Antidepressiva fort, sollte eine Psychotherapie ernsthaft in Betracht gezogen werden.

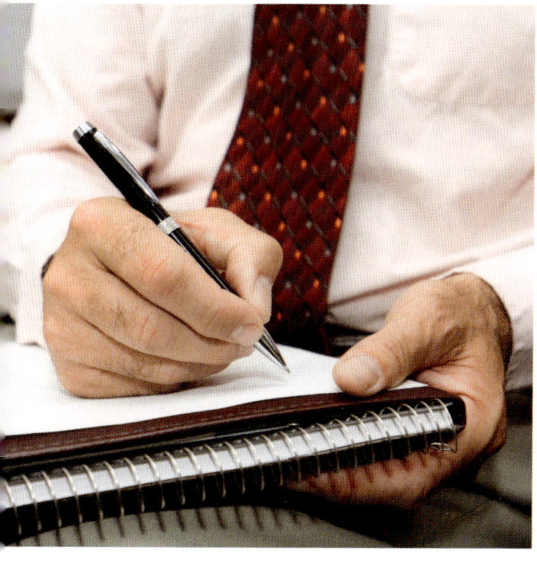

Therapieformen

Es gibt eine Fülle unterschiedlicher Therapieformen. Dieser Abschnitt beschreibt einige der häufigsten Therapieverfahren. Weitere Informationen dazu finden Sie in Teil 5 unter »Weiterführende Literatur«.

Ein Hinweis: Die meisten erfahrenen Therapeuten kombinieren Elemente verschiedener Therapieformen, so wie ein guter Küchenchef für die Zubereitung eines Gourmet-Menüs verschiedene Zutaten aufeinander abstimmt. Wir reagieren sehr misstrauisch auf Therapeuten, die glauben, ein einziger Therapieansatz könne alle psychologischen Probleme der Welt lösen. Menschen sind viel zu vielfältig und kompliziert, als dass solche simplen Lösungen funktionieren könnten.

Einige Elemente sind allen Therapien gemeinsam: Verständnis, Unterstützung und Ermutigung. Diese Formen der Zuwendung sind von hoher Bedeutung.

Es ist für depressive Menschen sehr wichtig, sich von jemandem verstanden zu fühlen, der auch andere depressive Menschen kennt und ihnen über ihre Krankheit hinweggeholfen hat; zu spüren, dass es dort draußen jemanden gibt, der weiß, wie schlimm eine Depression werden kann, und der an den dunklen Tagen für sie da ist. Depression ist ein Zustand bar jeder Hoffnung. Die Gegenwart erscheint düster, die Zukunft schwarz. Selbstvorwürfe und negative Gedanken sind Krankheitssymptome, keine realistische Einschätzung der Situation und der Zukunftsaussichten.

Der Therapeut muss dem Patienten diese Einsicht vermitteln und ihm erklären, warum er allen Grund zur Hoffnung hat. Denn eine baldige Besserung ist keine Utopie: Eine Depression lässt sich fast immer in den Griff bekommen.

Kognitive Therapie

Die kognitive Therapie wurde von Dr. Aaron Beck entwickelt und ist für SAD-Patienten sehr hilfreich. Sie basiert auf der Idee, dass das Denken eines depressiven Menschen verzerrt ist und deshalb Depressionen hervorruft. Eine unserer SAD-Patientinnen fühlte sich in ihren depressiven Phasen klein und dumm, obwohl sie bei schulischen Intelligenztests sehr gut abgeschnitten hatte und auf mehrere akademische Grade verweisen konnte. In Phasen der Depression empfand sie sich als Hochstaplerin. Ihre Lehrer, so meinte sie, hatten ihr gute Noten nur gegeben, weil sie sie mochten, nicht weil sie sie verdient hatte.

Depressive Menschen beschreiben sich oft als Trickkünstler, denen es irgendwie gelungen ist, ihre Umwelt von ihrer Intelligenz oder Begabung zu überzeugen. Irgendwann würde der Schwindel auffliegen und jeder würde ihre vermeintliche Inkompetenz sehen.

Der kognitiven Therapie liegt die Annahme zugrunde, depressive Gefühle seien eine Folge verzerrten Denkens. Oft klingen die Depressionen ab, wenn man dem Patienten seine unrealistischen Denkmuster aufzeigt.

Verzerrte Selbstwahrnehmung mit kognitiver Therapie bekämpfen!

SAD-Patienten lernen in der kognitiven Therapie zu begreifen, dass viele der erlebten Schwierigkeiten Symptome des saisonalen Problems sind: Diese Symptome aber sind erklärbar und behandelbar und die gestörte Funktionsfähigkeit des Patienten hat nichts mit Charakterfehlern zu tun. Wenn sich depressive Menschen als inkompetent, faul, schlecht, unreif usw. herabsetzen, richten sie massive Selbstvorwürfe und Selbstanklagen gegen sich selbst. Ein depressiver Mensch ist meistens sehr unfair sich selbst gegenüber. Es gehört zur Aufgabe des Therapeuten, ihm das bewusst zu machen.

Für die kognitive Therapie spricht, dass sie wissenschaftlich erforscht und ihre Wirkung auf depressive Patienten nachgewiesen ist. Das lässt sich nicht von allen Therapieformen sagen.

Verhaltenstherapie

Bei der Verhaltenstherapie steht, wie der Name schon sagt, das Verhalten im Mittelpunkt. Die Verhaltenstherapie geht auf die Lerntheorie zurück. Wie die Hunde des berühmten russischen Psychologen Pawlow (1849-1936), die durch den Anblick von Futter dazu gebracht wurden, beim Klang einer Glocke Speichel abzusondern, sind auch wir durch frühere Erfahrungen auf bestimmte Reaktionen konditioniert. In einigen Fällen kann erlerntes Verhalten unsere Probleme noch verschlimmern. Depressive Menschen neigen z. B. oft dazu, sich wegen ihrer Depressionen von anderen Menschen zurückzuziehen und sich sozial zu isolieren. Damit berauben sie sich der Freude und Erfüllung, die das Zusammensein mit anderen Menschen bringen kann. Die Folge: Die Depressionssymptome verstärken sich.

In der Verhaltenstherapie konzentriert sich der Therapeut auf unangepasste Verhaltensweisen des Patienten. Angenommen, ein Patient vernachlässigt seine Freunde oder fühlt sich von den unerledigten Rechnungen auf seinem Schreibtisch oder der liegen geblie-

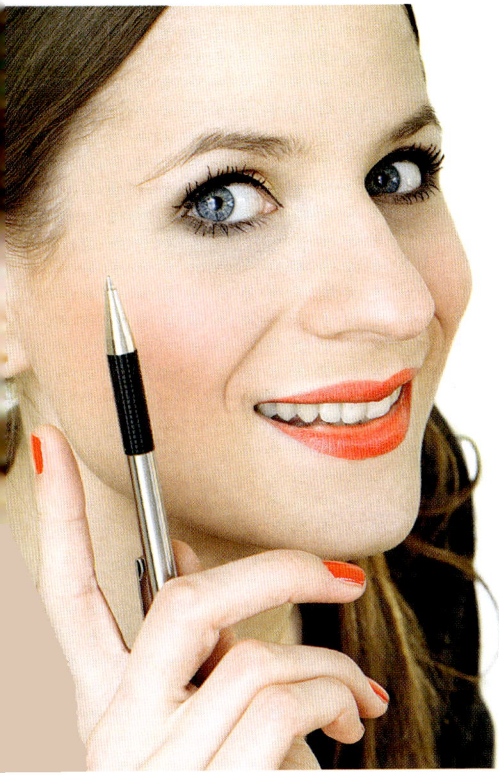

benen Hausarbeit überfordert. In einem solchen Fall wird der Therapeut den Patienten unterstützen, seine Aufgaben in Angriff zu nehmen und zu erledigen. Verhalten, das sowohl Patient als auch Therapeut als positiv und konstruktiv bewerten, wird belohnt.

Beispielsweise könnten Patient und Therapeut vereinbaren, dass der Patient sich eine Belohnung gönnen darf, sobald er alle ausstehenden Rechnungen bezahlt hat. Dieses Thema lässt sich beliebig variieren. Die Verhaltenstherapie schlägt v. a. bei Menschen mit Phobien gut an – Menschen z. B., die unter Flugangst leiden, Panik vor großen Menschenmengen haben oder sich nicht überwinden können, den Aufzug zu nehmen. Der Patient wird ermutigt, sich Situationen dieser Art Schritt für Schritt zu stellen, bis er sie schließlich als weniger angsteinflößend empfindet.

Die Verhaltenstherapie wird manchmal mit der kognitiven Therapie kombiniert. Der Patient bekommt »Hausaufgaben«, die darauf abzielen, sowohl Verhaltensprobleme als auch kognitive Verzerrungen zu behandeln.

Alte Schuldgefühle endlich ablegen – Freud hilft dabei!

Kognitive Probleme können ein Hemmnis für Verhaltensweisen darstellen, die für den Patienten hilfreich wären. Das ist z. B. der Fall, wenn ein Arbeitssuchender denkt: »Ich bin für diesen Job nicht gut genug. Es hat gar keinen Sinn, dass ich mich bewerbe.« Oder wenn sich ein Mann, der eine Frau kennen lernen möchte, sagt: »Sie wird meine Einladung sowieso nicht annehmen; ich brauche sie gar nicht erst zu fragen.« In solchen Situationen unterstützt der Therapeut den Patienten, sich seinen oft unbegründeten Ängsten und negativen Gedanken zu stellen und ermutigt ihn so, Risiken einzugehen und Schritte zu wagen, die sein Selbstwertgefühl stärken. Durch die Kombination von kognitiver und Verhaltenstherapie kann viel erreicht werden.

Einsichtorientierte Therapie

Die einsichtorientierte Therapie geht auf Freud zurück. Freud maß der Einsicht in unbewusste Prozesse eine zentrale Bedeutung zu. Es ist zwar extrem schwierig, diese

Therapieform entsprechend den Anforderungen der modernen klinischen Forschung zu überprüfen, erfahrene Beobachter halten sie jedoch für äußerst hilfreich.

Wir kennen Menschen, die von der Psychotherapie enorm profitiert haben – nicht nur weil sie es ihnen ermöglichte, ihren Problemen Ausdruck zu verleihen, sondern vor allem, weil sie ihnen Einsicht in bestehende Konflikte vermittelte. Der Therapeut spricht erkannte Konflikte behutsam an und ermutigt den Patienten, das neue Wissen für eine Neubewertung seiner Probleme zu nutzen.

Vielen unserer SAD-Patienten ist die einsichtorientierte Psychotherapie sehr zugute gekommen. Eine Frau Mitte vierzig z. B. begab sich in Psychotherapie, um mit der Schuld fertig zu werden, die sie empfand, weil sie das einzige gesunde Kind von sechs Geschwistern war. Ein SAD-Patient mittleren Alters kämpfte jahrelang mit seiner Doktorarbeit, ohne sie jemals zu Ende bringen zu können – nicht etwa aus mangelnder Begabung, sondern weil er Angst hatte, mit seinem Vater zu konkurrieren, der im Leben viel weniger Erfolg gehabt hatte als er.

Die soziale Umgebung einbeziehen!

Wie andere medizinische Behandlungsformen hat sich auch die Psychotherapie weiterentwickelt. So offensichtlich unterschiedliche Traumata wie Kriegserlebnisse, Vergewaltigung und sexueller Missbrauch in der Kindheit haben uns für die langfristigen Konsequenzen psychischer Verletzungen sensibilisiert. Es hat eine kritische Diskussion darüber stattgefunden, ob Freud und seine Nachfolger die ernsthaften Verletzungen von in der Kindheit missbrauchten Menschen adäquat gewürdigt haben. Obwohl Freud um die Bedeutung frühkindlicher Traumata wusste, spielten Interpretationen, die auf seinen Theorien basieren, Vergehen wie den sexuellen Missbrauch von Kindern oft herunter: Die aus einem frühkindlichen Trauma resultierenden Symptome wurden eher den Instinkten und Impulsen des Patienten (also den eigenen sexuellen oder aggressiven Gefühlen des Kindes) zugeschrieben und weniger als vorhersehbare psychische Konsequenzen des Täterverhaltens gewertet.

Diese Schieflage hat oft dazu geführt, dass Patienten sich für frühkindliche Traumata persönlich verantwortlich fühlen; die Erleichterung, die sich einstellt, wenn die Realität der Verletzung anerkannt wird, blieb ihnen somit versagt.

Moderne Psychotherapeuten sollten mit diesen neuen Entwicklungen vertraut sein. In bestimmten Situationen können Techniken wie freie Assoziation und Hypnose die Therapie ergänzen und das Aufdecken von traumatischen Erfahrungen in der Kindheit unterstützen. Dies sollte jedoch nur in einem vertrauensvollen Kontext und in vollem Einvernehmen zwischen Patient und Therapeuten erfolgen. Oberstes Ziel muss immer die Stabilität und das Wohlbefinden des Patienten sein.

Andere Therapieformen

Weitere Erfolg versprechende Therapieformen sind Gruppen-, Familien- und Paartherapien. Die Probleme des SAD-Patienten beeinflussen die Menschen in seiner Umgebung

– und werden umgekehrt von diesen beeinflusst. Häufig kann eine Besserung schneller erreicht werden, wenn Angehörige in den Therapieprozess eingebunden werden.

Zweifellos gibt es noch eine Reihe anderer hilfreicher Therapieansätze. Es ist aber nicht Ziel dieses Buches, sie alle umfassend zu behandeln. Wir möchten lediglich klarstellen, dass Lichttherapie und eine zusätzliche medikamentöse Behandlung nicht bei allen SAD-Patienten sämtliche psychologische Probleme lösen.

Für manche Menschen kann eine Psychotherapie in Kombination mit anderen Behandlungsformen extrem hilfreich sein. Aber nicht jeder braucht eine Psychotherapie. Wenn die Lichttherapie oder eine medikamentöse Behandlung mit Antidepressiva einem Patienten zu einem glücklichen, erfüllten und befreiten Lebensgefühl verhilft, ist eine Psychotherapie überflüssig.

Ein Wort der Warnung

Wie alle wirksamen Behandlungen ist auch eine Psychotherapie nicht ohne Gefahren. Es ist nicht in jedem Fall hilfreich, in die Vergangenheit eines Menschen vorzudringen und Verdrängtes ans Tageslicht zu fördern.

Die Psychotherapie kann depressive und Angstgefühle verstärken und sollte immer von einem erfahrenen und qualifizierten Therapeuten durchgeführt werden. Der Therapeut sollte auch die biologischen Behandlungsmöglichkeiten von Depressionen kennen.

Es ist nicht sinnvoll, Kindheitskonflikte mit einem Patienten aufzuarbeiten, wenn man ihm nicht gleichzeitig den Leidensdruck einer schweren Depression nehmen kann. Leider kommt dieser Fall allzu häufig vor.

Wahl eines Therapeuten

Es ist extrem wichtig, den Therapeuten sorgfältig auszuwählen. So unglaublich es klingen mag: Viele Menschen, die in einen Autokauf Tage und Wochen investieren – Autozeitschriften wälzen, den Rat von Freunden einholen, sich bei mehreren Autohändlern umsehen und sich Zeit für Probefahrten nehmen –, greifen einfach zu den Gelben Seiten, wenn es darum geht, einen Therapeuten zu finden.

Denken Sie daran: Sie müssen Ihrem Therapeuten Ihre persönlichsten Gedanken und Einstellungen offenbaren können. Das wesentliche Auswahlkriterium für einen Therapeuten ist deshalb, ob Sie »gut mit ihm können« und seiner Urteilskraft, seiner Qualifikation, seiner Persönlichkeit vertrauen. Wie aber finden Sie den »richtigen« Therapeuten?

Der sicherste Weg zu einem guten Therapeuten ist unserer Meinung nach die Empfehlung durch Kollegen. Wenden Sie sich an einen Arzt, Psychologen oder Sozialarbeiter, den Sie schätzen. Erklären Sie kurz Ihr Problem und fragen Sie, wer Ihnen in dieser Situation am besten helfen kann.

So viele Meinungen wie möglich einholen!

Am besten fragen Sie mehr als einen Spezialisten – so sehen Sie, ob ein Name mehr als einmal genannt wird. Sobald Sie ein oder zwei Namen erfahren haben, vereinbaren Sie mit jedem der in Frage kommenden Therapeuten einen Termin für ein Erstgespräch.

Dabei sollten natürlich Ihre Probleme zur Sprache kommen. Achten Sie darauf, ob die Fragen zielgerichtet sind. Haben Sie das Gefühl, dass der Therapeut auf Ihr Problem wirklich eingeht und es aus verschiedenen Richtungen beleuchtet? Haben Sie das Gefühl, er versteht Sie – nicht nur auf der intellektuellen, sondern auch auf der emotionalen Ebene? Wirkt er einfühlsam auf Sie, liegt er auf Ihrer Wellenlänge? Diese ersten Eindrücke sind wichtig und sollten mit in Ihre Entscheidung eingehen.

Ihre ersten Eindrücke sind die wichtigsten.

Natürlich haben Sie das Recht, den Therapeuten nach seinem Hintergrund und seiner Qualifikation zu fragen. Gibt es bestimmte Therapieformen, die er bevorzugt? Wenn Sie Ihre Fragen normal und sachlich stellen, sollten Sie normale, sachliche Antworten erhalten. Defensive Reaktionen, Gegenfragen wie »Wozu wollen Sie das wissen?« oder Interpretationen wie »Anscheinend misstrauen Sie meiner Qualifikation« könnten auf eine Unsicherheit des Therapeuten hindeuten und sollten Sie misstrauisch machen.

Am Ende des Erstgesprächs sollte der Therapeut das Problem formulieren – eine Diagnose stellen und die anstehenden Fragen zusammenfassen – und Empfehlungen zur Behandlung abgeben. Bei Fällen, die besonders kompliziert erscheinen, bedarf es unter Umständen mehr als eines Gesprächs, bevor der Therapeut das Problem einschätzen und sich über das weitere Vorgehen äußern kann.

Es ist wichtig, dass Sie die Problemeinschätzung und die Behandlungsvorschläge eines Therapeuten nur als eine von mehreren Herangehensweisen betrachten. Möglicherweise kann man das Problem auch ganz anders interpretieren. Es kann deshalb sinnvoll sein, eine Gegenmeinung einzuholen, bevor Sie sich für einen Therapeuten entscheiden.

Ihre ersten Eindrücke und Erfahrungen sind von entscheidender Bedeutung. Später, wenn die Therapie im Gange ist, kann es sein, dass Sie alle möglichen Gefühle für den Therapeuten entwickeln.

Viele davon sind vielleicht nicht eine Reaktion auf das Verhalten des Therapeuten, sondern Ausdruck Ihrer Unwilligkeit, sich mit schmerzhaften und schwierigen psychologischen Fragen oder Lebenserfahrungen auseinander zu setzen. Solche Formen des

Zusammenfassung

- ☐ Selbstzweifel und ungerechtfertigte Schuldgefühle sind oft mitverantwortliche Auslöser einer SAD. Wenn also die Lichttherapie allein nicht anschlägt, kann zusätzlich eine Psychopharmakatherapie bzw. Psychotherapie notwendig sein.
- ☐ Ein qualifizierter Therapeut kann die Auswahl der für Sie richtigen Therapieform treffen und helfen, eingefahrene Verhaltensmuster abzubauen. Nur so kann man die Krankheit bestmöglich bekämpfen.

»Widerstands« oder der »Übertragung« wurden erstmals von Freud beschrieben. Widerstand resultiert aus der unbewussten Unwilligkeit, sich schmerzhaften Gedanken, Gefühlen oder Erinnerungen zu stellen, die aus Selbstschutz verdrängt wurden.

Obwohl Verdrängung eine Zeit lang hilfreich sein kann, ist sie auf lange Sicht gesehen oft schädlich; deshalb ist es ratsam, Verdrängtes aufzudecken. Übertragung heißt die emotionale Reaktion, bei der Sie Gefühle, die Sie wichtigen Personen in Ihrem Leben entgegenbringen, auf den Therapeuten übertragen – obwohl dieser nichts getan hat, was diese Gefühle hervorrufen könnte.

Wenn Sie mit Widerstand oder Übertragung zu kämpfen haben, kann die Versuchung groß sein, die Therapie abzubrechen, um den neuen Einsichten und Erkenntnissen zu entfliehen.

Einem erfahrenen Therapeuten wird es meistens gelingen, ihre Ängste soweit abzubauen, dass Sie sich dem aufgedeckten schmerzhaften Material stellen können. Sie sollten in dieser Phase impulsive Handlungen vermeiden, bis die Sache behandelt und verstanden ist. Anhaltende Widerstände können allerdings ein Anzeichen dafür sein, dass die Therapie nicht das Richtige für Sie ist. Ob das zutrifft, können aber letztlich nur Sie selbst entscheiden.

An diesem Punkt lohnt es sich vielleicht, mit einem anderen Therapeuten zu sprechen. Achten Sie bei der Auswahl dieses zweiten Therapeuten darauf, dass er auf Ihr Problem spezialisiert ist.

Außerdem sollte die Überweisung möglichst nicht durch Ihren behandelnden Therapeuten erfolgen, um die Unabhängigkeit der zweiten Meinung zu gewährleisten.

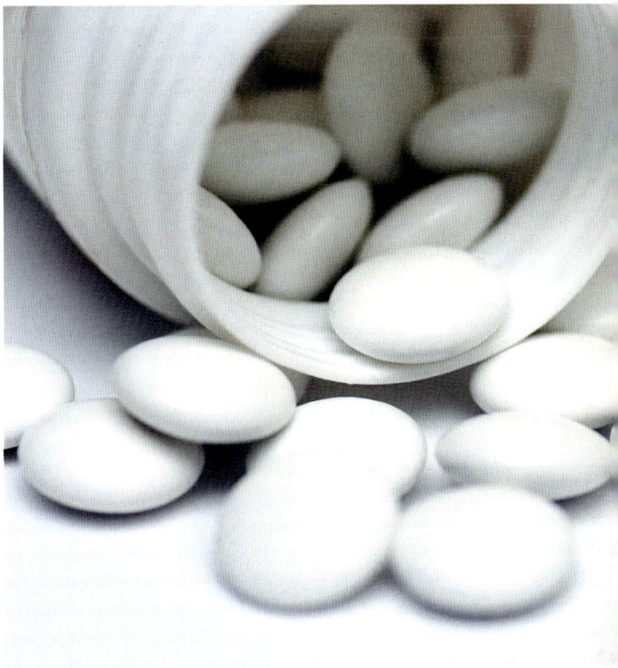

Antidepressiva

Antidepressiva werden zur Behandlung von Stimmungs- und Antriebsveränderungen eingesetzt. Viele Menschen sind jedoch durch den Gedanken beunruhigt, Medikamente aus der Reihe der Antidepressiva einzunehmen, da sie meinen, dass sie dadurch abhängig würden bzw. dass ihre Persönlichkeit verändert würde. Sie gehen daher davon aus, dass ihnen diese Medikamente mehr schaden als helfen.

Die Verordnung der Antidepressiva gehört in die Hände von Ärzten bzw. Fachärzten, die eine gute Übersicht über die verschiedenen Wirkmechanismen dieser Medikamente haben. Eine genauere Analyse von SAD-Patienten, die eine Lichttherapie machen, ergibt jedoch, dass zumindest die Hälfte neben der Lichttherapie auch Medikamente zu sich nehmen.

Seit den 50er Jahren stehen Medikamente aus der Gruppe der Antidepressiva zur Verfügung. Ursprünglich wurden die sogenannten trizyklischen Antidepressiva eingesetzt, wie z. B. Imipramin, Clomipramin und Amitriptylin. Diese Medikamente waren sehr wirksam, aber brachten es mit sich, dass die Patienten sehr viele Nebenwirkungen ertragen mussten, wie z. B. Mundtrockenheit, Verstopfung und Gewichtszunahme. Weiterhin hatten die Patienten auch unter sexuellen Dysfunktionen zu leiden. Aus Sicht des Internisten waren diese Medikamente ebenso

Die Hälfte der Betroffenen nimmt Medikamente.

problematisch, da sie zu Störungen des Herz-Reizleitungssystems und bei Männern mit einer Prostatavergrößerung zu einem Harnstau führten. Aufgrund dieser Nebenwirkungen und der damit verbundenen Toxizität, z. B. in Überdosierung, ist die Verbreitung dieser Medikamente sehr weit zurückgegangen und wird in Österreich und den USA kaum mehr verwendet.

In den 90er Jahren wurden erstmals Medikamente aus der Gruppe der selektiven Serontoninwiederaufnahmehemmer (SSRIs) in die Praxis eingeführt und können heute als Medikamente der ersten Wahl bei der Behandlung von SAD-Patienten angesehen werden. Vergleichsweise mit der nicht jahreszeitlich gebundenen Depression liegen jedoch nur sehr wenige und vor allem keine plazebo-kontrollierten Untersuchungen vor. Der Kenntnisstand der Wirkung dieser Medikamente bezieht sich daher auf offene Untersuchungsanordnungen, wobei insbesondere die Universitätsklinik für Psychiatrie und Psychotherapie am AKH in Wien eine Reihe dieser Untersuchungen durchgeführt hatte.

Durch die SSRIs wird ein bestehender Serotoninmangel bei Depressionen verändert und dadurch die Kernbereiche wie Antrieb und Stimmung positiv beeinflusst. Generell stehen heute folgende Medikamente zur Verfügung: Fluvoxamin, Fluoxetin, Citalopram, Escitalopram, Paroxetin und Sertralin.

Gemeinsam ist diesen Präparaten die anfängliche Nebenwirkung von Verdauungsstörungen wie z. B. Übelkeit und in weiterer Folge eine Reduzierung der Libido, die bei Männern eine Verzögerung des Auftretens des Orgasmus verursachen kann. Insgesamt hat diese Medikamentengruppe die weltweit größte Verbreitung, nicht nur bei den SAD-Patienten, sondern auch bei den nicht jahreszeitlich gebundenen Depressionen.

Vor 10 Jahren sind dann erstmals die selektiven Serotonin- und Noradrenalinwiederaufnahmehemmer (SNRIs) eingeführt worden, bei denen nicht nur der serotonerge Stoffwechselweg (Serotonin), sondern auch die noradrenergen Stoffwechselwege (Noradrenalin) im Sinne einer Erhöhung beeinflusst werden. Zu dieser Medikamentengruppe gehören Duloxetin, Milnacipran und Venlafaxin. Für die Indikation SAD ist jedoch lediglich Duloxetin untersucht und hat einen günstigen Erfolg gezeigt. Das einzige in einer groß angelegten, doppel-blinden, plazebo-kontrollierten Vergleichsstudie untersuchte Medikament ist der Noradrenalin- und Dopaminwiederaufnahmehemmer (NARI) Buproprion. Dieses Präparat ist seit etwa 20 Jahren in den USA und seit wenigen Jahren auch in Europa verfügbar. Es kann den Antriebsmangel günstig beeinflussen und es ist keine Nebenwirkung der sexuellen und Magen-Darm-Dysfunktion gegeben. Bei wenigen Patienten kommt es jedoch zum Auftreten von Angstgefühlen und Reizbarkeit.

In den letzten 10 Jahren wurde sehr ausführlich ein neues Medikament untersucht, das den Melatoninstoffwechsel beeinflusst und den Namen Agomelatin trägt. Es wirkt agonistisch auf die Melatonin-1- und -2-Rezeptoren sowie antagonistisch auf die Serotonin-2C (5HT2C)-Rezeptoren. Bei diesem kombinierten serotonergen und melatonergen Mechanismus werden Gehirnbezirke, z. B. suprachiasmatische Nucleus beeinflusst, die wesentliche Anteile in der Regulierung des zirkadianen Rhythmus (innere Uhr) haben. Das Medikament wird daher auch als Chronobiotikum (Chronos=Zeit) bezeichnet. In der ersten offenen Untersuchung auf der Universitätsklinik für Psychiatrie und Psychotherapie in Wien konnte der günstige Einfluss des Medikamentes bei SAD-Patienten dargestellt werden.

Prinzipiell stehen auch noch andere Medikamente, wie z. B. Trazodon bzw. der reversible Hemmer der Monoaminooxidase (MAO) Moclobemid sowie Mirtazapin zur Verfügung, wobei dafür die Studienlage nicht ausreichend belegt ist. Ebenso wurde das Johanniskraut-Präparat LI160 untersucht, das bei einer sehr geringen, zu vernachlässigenden Nebenwirkungsrate gute Erfolge zeigt.

Wenn bei Menschen eine manisch-depressive Erkrankung vorliegt, die man heute als bipolare Erkrankung bezeichnet, denkt der Facharzt auch gerne an sogenannte Lithiumpräparate, die zu einer Stabilisierung von Zellmembranen im zentralen Nervensystem führt. Lithiumpräparate haben für sich alleine keine besondere antidepressive Wirkung, könnten jedoch die verschiedenen jahreszeitabhängigen Schwankungen helfen zu verringern. Da bei der Lithiummedikation ernst zunehmende medizinische Erkrankungen auftreten können, gehört diese Behandlung in die Hand von Fachärzten. Zu den häufigsten Nebenwirkungen gehören Durst, vermehrtes Ausscheiden von Urin und Zittern der Hände. Eine Überdosierung dieses Medikamentes, das auch eine sehr geringe therapeutische Breite aufweist (d.h. eine Verdoppelung der Dosis kann bereits zu Vergiftungserscheinungen führen), äußert sich in Kopfschmerz und Benommenheit.

Kombination von Antidepressiva mit Lichttherapie

Falls die Lichttherapie alleine nicht anspricht, ist prinzipiell auch die Kombination mit Antidepressiva möglich und der Facharzt wird sich dabei nach Zielsymptomen richten, d.h. ob entweder die Stimmung, der Antrieb oder eine begleitende Angstsymptomatik vorherrscht, die noch nicht genügend durch die Lichttherapie behandelt werden konnte.

Häufig, insbesondere bei der gleichzeitigen Medikation von Lithium, ist auch eine augenärztliche Abklärung notwendig, damit keine unerwünschten möglichen Schäden der Augen auftreten, die theoretisch möglich, bis jetzt bei Patienten jedoch nicht berichtet wurden.

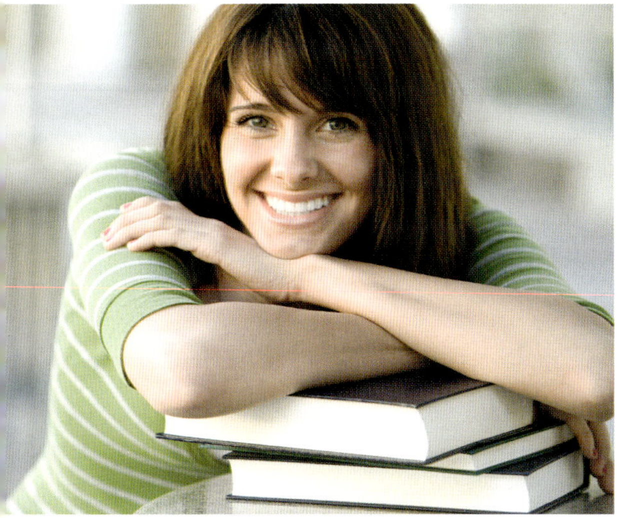

»Wie kann ich helfen?«: Ratschläge für Angehörige und Freunde

Es ist gut zu wissen, dass andere Menschen – Freunde und Familienmitglieder – für Betroffene eine Quelle des Trostes und der Unterstützung sein können. Dieses Kapitel wendet sich an Sie als Angehörige und Freunde eines saisonfühligen Patienten. Es will Ihnen zeigen, wie Sie dem Patienten das Leben leichter machen können.

Was Sie tun können

1. Verstehen Sie das Problem. Machen Sie sich bewusst, dass saisonabhängige Stimmungsveränderungen eine echte Krankheit sind. Das ist nicht ganz einfach zu verstehen. Schließlich sieht man saisonabhängigen Menschen ihre Krankheit nicht an. Es gibt keine für jedermann sichtbaren Verletzungen oder Anomalien. Alle Tests verlaufen negativ. Was soll also die ganze Aufregung? Für Menschen, die selbst nie depressiv waren, ist es besonders schwer, sich in einen depressiven Partner, Elternteil oder Freund einzufühlen. Aber auch Menschen, die an sich selbst leichte, allenfalls etwas lästige saisonale Veränderungen verspüren, können die Qualen, unter denen Menschen mit SAD leiden, nur schwer nachvollziehen. Gerade wenn einem der Winter selbst zu schaffen macht, denkt man leicht, doch mit ganz ähnlichen Schwierigkeiten wie ein SAD-Patient konfrontiert zu sein. Dann heißt es eben, die Zähne zusammenzubeißen. Oder etwa nicht? Leider ist es bei SAD mit Selbstbeherrschung nicht getan: Der Grad der Saisonfühligkeit macht wirklich einen großen Unterschied. Depressiven Menschen fällt es sehr schwer zu funktionieren.

SAD lässt sich in vielerlei Hinsicht mit einer Erkrankung des Körpers vergleichen. Wir führen immer wieder das Beispiel Diabetes an. Diabetes ist ein Zustand, in dem die Bauchspeicheldrüse nicht genügend Insulin produziert. Dies führt zu einer Störung des Zuckerstoffwechsels. Wir wissen nicht, welche Störung SAD zugrunde liegt. Wir gehen aber jede Wette ein: Sie ist irgendwo im Gehirn angesiedelt, wo ein chemischer Prozess nicht normal abläuft und die Symptome des Leidens hervorruft. Bei diesem chemischen Prozess spielt das Licht, das über das Auge aufgenommen wird, eine wichtige Rolle. An den kurzen, dunklen Wintertagen, wenn es uns an natürlichem Tageslicht fehlt, äußert sich die Anomalie der Gehirnchemie in Form von SAD-Symptomen. Helles Licht bringt die Symptome zum Abklingen – vermutlich, weil es die zugrunde liegende Anomalie korrigiert. Wenn Ihr Freund oder Verwandter Diabetes hätte, würden Sie die Notwendigkeit von Insulinspritzen und einer streng reglementierten Ernährung ohne weiteres einsehen. So wie Zuckerkranke Insulin benötigen, brauchen Menschen mit SAD Licht – und die Unterstützung der Menschen in ihrer Umgebung. Sie können einem SAD-Patienten z. B. schon helfen, indem Sie ihm vor der Lichtbox Gesellschaft leisten.

Wenn Sie die Stimmungs- und Energieprobleme von SAD erst einmal verstanden haben, werden Sie besser damit umgehen können. Angenommen, Ihr Partner gerät im Winter mit dem Bezahlen der Rechnungen in Verzug oder lässt die Hausarbeit liegen. Das lässt sich leichter ertragen, wenn man weiß, dass SAD und nicht Nachlässigkeit der Grund für solche Versäumnisse ist. Mehr über die Erkrankung und ihre Behandlungsmöglichkeiten finden Sie in den anderen Teilen dieses Buches. Vielleicht haben Sie auch die Möglichkeit, sich einer Selbsthilfegruppe für SAD anzuschließen.

2. Seien Sie einfach da. Glauben Sie nicht, Sie müssten etwas Besonderes tun. Allein Ihre Anwesenheit ist für den SAD-Patienten beruhigend und hilfreich. Auch wenn ein winterdepressiver Freund oder Partner abwesend oder unfreundlich wirken sollte, weiß er Ihre Gesellschaft zu schätzen. Eine meiner Patientinnen drückt es so aus: »Ich möchte, dass meine Freunde es akzeptieren, dass ich still in einer Ecke sitze und eine Zeitschrift lese. Ich habe gern Menschen um mich, aber sie sollten nicht allzu viel von mir erwarten, weil ich nicht allzu viel zu geben habe.« Eine andere Patientin bestätigt dieses Bedürfnis nach Verständnis: »In den Phasen der Depression driftet man weg, und es ist für einen anderen Menschen schwierig, eine Beziehung herzustellen, es sei denn, er ist wirklich an dir interessiert, kennt dich schon eine Weile und versteht deine Saisonfühligkeit.« Sie weiß: »Die Leute mögen es nicht, wenn sich ihre Freunde verändern. Es ist schwer für die Menschen, mit denen man lebt.« Trotzdem können ihre Freunde im Winter nicht von ihr erwarten, »übersprudelnd und mitreißend wie im Sommer zu sein«, sondern müssen sie einfach so akzeptieren, wie sie ist.

3. Sprechen Sie Mut zu. Erinnern Sie den SAD-Patienten, dass die depressive Phase vorübergeht – dass er sich nicht immer so gefühlt hat und dass es ihm bestimmt bald wieder besser gehen wird. Ein Mensch, der mitten im Winter apathisch und desinteressiert wirkt, kann zu anderen Zeiten das Jahres liebenswürdig, freundlich, nett oder witzig sein. Rufen Sie ihm die guten Zeiten ins Gedächtnis; depressive Menschen vergessen leicht, dass sie sich jemals anders gefühlt haben.

Einfach nur für den Patienten da sein!

Denken Sie daran: Wenn jemand depressiv ist, vergisst er oft alles, was er über Depressionen weiß – z. B., dass es sich dabei um eine echte, aber vorübergehende Krankheit handelt. Wenn das passiert, kann Ihr Wissen über die Krankheit eine große Hilfe sein. Oft genügt eine aufmunternde Bemerkung: »Hey, vergiss nicht, das ist dein Winterproblem. Es geht vorbei.«

4. Helfen Sie mit einfachen Dingen. Depressive Menschen empfinden manchmal schon Alltagspflichten wie Einkaufen oder Bügeln

als drückende Last. Angebote, dabei zu helfen, sind für sie fast immer eine große Erleichterung. Eine der ersten Patientinnen, die am Seasonal Studies Program des NIMH teilnahm, hatte mit ihrer Familie eine Vereinbarung getroffen, die ihr das Leben im Winter erleichterte: Die Familie wechselte sich mit den Hausarbeiten ab und jedes Familienmitglied war in jeder Woche für andere Aufgaben eingeteilt. Manche davon, z. B. Aufräumen, waren schnell erledigt, während andere, z. B. das Putzen der Badezimmer, ziemlich anstrengend waren. Den Kindern war klar, dass ihre Mutter im Winter nicht in der Lage sein würde, schwerere Hausarbeiten zu erledigen, und sie einigten sich darauf, ihr in diesen Monaten das Scheuern von Dusche und Badewanne abzunehmen.

Bei alltäglichen Dingen unterstützen!

Fragen Sie, welche Hilfe am dringendsten benötigt wird. Sie können z. B. den Wocheneinkauf für einen winterdepressiven Freund erledigen; für Ihre Partnerin das Frühstück zubereiten und die Kinder für die Schule fertig machen, während sie vor der Lichtbox sitzt; die Rechnungen überweisen; mehr als sonst im Haushalt helfen; oder Ihren Partner bei der morgendlichen Tortur des Aufwachens unterstützen. Alle diese Dinge bleiben im Gedächtnis und stärken und vertiefen Ihre Beziehung.

All diese kleinen Hilfeleistungen sind für Sie keine große Mühe. Für den Menschen mit SAD aber machen sie einen großen Unterschied.

5. Haben Sie Verständnis für den saisonfühligen Menschen, wenn er sich in seiner hypomanischen Phase befindet.

Manchmal fällt es nicht eben leicht, die »himmelhoch-jauchzende« Seite von SAD zu verstehen. Es kann ein schwerer Prüfstein für den Partner sein, wenn sich jemand den ganzen Winter über einigelt, um sich dann im Frühling plötzlich mit mehr Energie als jeder andere ins Leben zu stürzen.

Eine Patientin bringt es auf den Punkt: »Ich glaube, es ist einfacher, jemanden zu lieben, der traurig und depressiv ist und dem es schlecht geht. Aber man darf nicht vergessen, ihn auch zu lieben, wenn er glücklich und erfolgreich ist.«

Manchmal ist es gut, die saisonabhängige Person taktvoll darauf hinzuweisen, dass sie ein allzu rasantes Tempo vorgibt und sich etwas zurücknehmen sollte.

Das Tragen einer dunklen Brille kann hypomanischen Menschen helfen, sich zu bremsen, wenn sie sehr »aufgeputscht« sind.

In ihrem Hochgefühl werden Hypomaniker schnell angriffslustig. Wenn Sie als Freund oder Angehöriger mit ihrer Gereiztheit konfrontiert sind, sollten sie abwägen, welche Themen einen Streit wert sind.

Der Mann einer meiner SAD-Patientinnen wendet diese Strategie seit Jahren mit Erfolg an und vermeidet es, mit seiner Frau über Kleinigkeiten zu diskutieren: »Wenn wir streiten, dann über etwas, worüber es sich zu streiten lohnt.«

Falls Sie merken, dass die Urteilsfähigkeit des SAD-Patienten getrübt ist, er zu impulsiven Handlungen neigt oder kaum schläft, sollten Sie auf ihn einwirken, seinen Psychiater zu konsultieren.

Was Sie vermeiden sollten

1. Halten Sie sich mit Kritik zurück. Menschen mit SAD fühlen sich ohnehin schon schlecht, weil sie nicht wie gewohnt funktionieren, und das Gefühl haben, Sie und andere Familienmitglieder oder Freunde im zu Stich lassen. Oft genug sind SAD-Patienten ihre eigenen schärfsten Kritiker; sie sind sich ihrer mangelnden Leistungsfähigkeit wohl bewusst und fühlen sich als Versager. Wenn jemand, den man liebt und respektiert, solche Selbstvorwürfe bestätigt, kann das sehr weh tun, das Selbstwertgefühl noch mehr verletzen und die Gefühle der Depression und Niedergeschlagenheit verstärken.

Es ist zwar menschlich verständlich, wenn Sie einen saisonfühligen Partner oder Freund kritisieren und aus seiner Lethargie aufrütteln möchten. Aber: Dahinter steht eine grundlegende Fehlinterpretation seines Verhaltens, die auf der irrigen Meinung gründet, der winterdepressive Mensch würde seine Aufgaben und Pflichten (z. B. das Pflegen sozialer Kontakte oder die Einhaltung von Terminen) absichtlich schleifen lassen oder aber sei zumindest wehleidig und willensschwach.

Vielleicht fühlen Sie sich versucht, an eine schwierige oder unangenehme Aufgabe oder Situation zu denken, mit der Sie selbst in der Vergangenheit klarkommen mussten – und sich innerlich auf die Schulter zu klopfen. Widerstehen Sie dieser Versuchung. Jeder Mensch ist anders. Wenn Sie sich von Gefühlen der Apathie, Erschöpfung oder Motivationslosigkeit nicht unterkriegen lassen, so heißt das nicht, dass auch Ihr saisonfühliger Partner oder Freund das kann. Denken Sie an eine Zeit zurück, in der Sie nicht Ihr gewohntes Selbst, sondern schwach, abgespannt oder beunruhigt waren – vielleicht wegen eines körperlichen Leidens wie einer Infektion oder Operation. Stellen Sie sich vor, wie Sie sich gefühlt hätten, wenn jemand Sie zu dieser Zeit kritisiert hätte, weil Sie Ihre Pflichten nicht begeistert und energisch genug erfüllen.

Das Verhalten von Betroffenen nicht persönlich nehmen!

Einem jungen Mann, der in den vergangenen Jahren immer wieder unter saisonabhängigen Depressionen gelitten hat, ist es bis heute nicht richtig gelungen, seine Freunde von seiner Krankheit zu überzeugen.

Sie sehen nach wie vor seine monatelangen Phasen des Rückzugs und der eingeschränkten Funktionsfähigkeit als Charaktermangel oder Willensschwäche an. Mittlerweile stellt dieses Unverständnis die Freundschaft auf eine schwere Probe und der Patient ist dabei, sich neue Freunde zu suchen, die seine Verhaltensschwankungen tolerieren können und ihn auch mögen, wenn er nicht in Höchstform ist.

2. Nehmen Sie das Rückzugsverhalten eines saisonfühligen Menschen nicht persönlich. Es wäre falsch zu denken, der SAD-Patient sei auf Sie wütend oder nicht an Ihrer Freundschaft interessiert.

Wenn Sie als Freund oder Angehöriger das Wesen von SAD nicht verstehen, fühlen Sie sich wahrscheinlich brüskiert, wenn der SAD-Patient Sie nicht zurückruft oder sich vielleicht sogar ein paar Monate lang nicht bei Ihnen meldet. Vielleicht denken Sie, er oder sie mag oder schätzt Sie nicht, und Sie fühlen sich deshalb verletzt und verärgert. Es wäre aber ein Fehler, anzunehmen, dass dem SAD-Patienten nichts an Ihrer Freundschaft liegt. Außerdem laufen Sie Gefahr, fordernd, drängend oder beleidigt zu reagieren. Damit aber setzen Sie den winterdepressiven Menschen unter Druck, genau das zu tun, was ihm in einer depressiven Phase am schwersten fällt – auf Menschen zuzugehen. Mit seiner Unfähigkeit zu sozialen Kontakten konfrontiert, fühlt er sich noch mehr als Versager, als das ohnehin schon der Fall ist. Deshalb noch einmal unser Rat: Versuchen Sie, das Wesen des Problems zu verstehen. Das schützt Sie davor, das Verhalten des SAD-Patienten allzu persönlich zu nehmen und legt Balsam auf Ihre geplagte Beziehung, statt zusätzliches Salz in die Wunde zu streuen.

3. Denken Sie nicht, es sei Ihre Aufgabe, den SAD-Patienten gesund zu machen. Das wird Ihnen wahrscheinlich nicht gelingen und führt allenfalls dazu, dass Sie frustriert und gereizt über Ihr Scheitern sind. Wenn Sie sich dafür verantwortlich fühlen, einem Menschen seine Depression zu nehmen, Ihre Bemühungen aber fehlschlagen, werden Sie sich wahrscheinlich schuldig und verärgert fühlen.

Sie haben so viel Energie in den Versuch investiert, die Situation zu ändern. Deshalb sind Sie vielleicht dazu geneigt, die Schuld für Ihren Misserfolg auf den depressiven Menschen zu schieben und ihn für Ihre unguten Gefühle verantwortlich zu machen. Möglicherweise schreiben Sie Ihr »Versagen« seiner bewussten Weigerung zu, Ihre Hilfe anzunehmen. Vielleicht werfen Sie dem SAD-Patienten in Ihrem Ärger sogar vor, er verdiene es nicht anders, wenn er Ihre helfende Hand ausschlägt. Wie gesagt: Ein depressiver Mensch wird ausgerechnet dann mit dem Ärger nahe stehender Menschen konfrontiert, wenn er kaum den ganz normalen Alltag bewältigen kann, geschweige denn Probleme mit einem lieben Freund oder Verwandten. Zwei Dinge helfen, Ärgergefühle gar nicht erst aufkommen zu lassen: Verständnis für das Problem und die Einsicht, nicht für seine Lösung verantwortlich zu sein. Andererseits sollten Sie aber daran denken, dass Ihre bloße Anwesenheit für einen depressiven Freund oder Angehörigen einen ungeheuren Unterschied macht, selbst wenn der SAD-Patient das vielleicht nicht gleich zeigen kann. Sie dürfen sicher sein: Ihre bloße Anwesenheit ist tröstlich, Ihre Ermutigung und optimistische Perspektive wirken aufbauend und Hilfe bei den simplen Dingen des Alltags ist immer hochwillkommen.

Zusammenfassung

- Angehörige und Freunde müssen keine besonderen Anstrengungen vollbringen, um einem Betroffenen zu helfen. Es genügt, einfach da zu sein, Hilfe im Alltag anzubieten oder ihn an wiederkehrende bessere Zeiten zu erinnern.
- Auf keinen Fall sollte Kritik am SAD-Patienten geübt oder sein Isolationsverhalten als persönliche Beleidigung aufgefasst werden – in Depressionsphasen ist Rückzugsverhalten völlig normal.
- Glauben Sie nicht, den Betroffenen gesund machen zu müssen oder zu können. Das würde Sie nur frustrieren, weil es nahezu unmöglich ist.

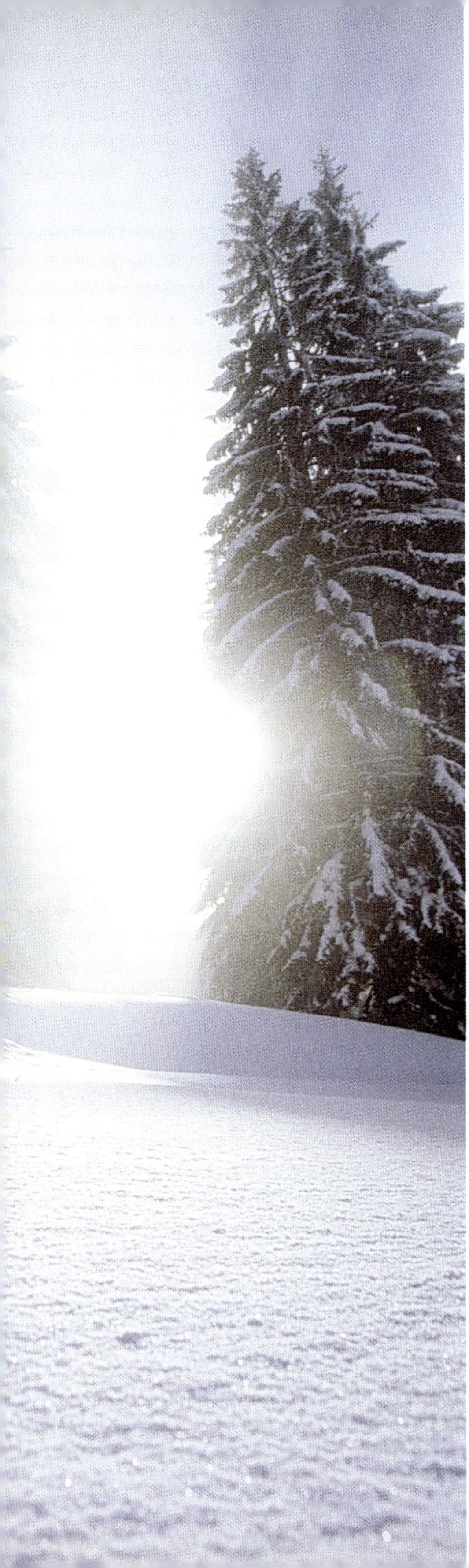

Anhang

SAM-SAD-Test

In der Forschung ist es üblich, vor Beginn einer Behandlung zunächst das Ausmaß und die Art der Depression eines Patienten zu evaluieren. Auf diese Weise erhält man Referenzwerte, an denen man den Behandlungsfortschritt messen kann.

Am Ende jeder Behandlungswoche wird festgehalten, wie gut die Behandlung anschlägt, welche Symptome am besten auf die Behandlung reagieren und welche Symptome auf eine Verbesserung des Gesamtzustands schließen lassen.

Wir schlagen vor, dass auch Sie vor Beginn einer Lichtbehandlung das Stimmungsbarometer (den »SAM-SAD-Test«) ausfüllen und festhalten, wie depressiv Sie zu Behandlungsbeginn sind. Füllen Sie das Stimmungsbarometer am Ende jeder Behandlungswoche neu aus. So können Sie feststellen, ob und welche Fortschritte Sie machen.

Wie beurteilen Sie Ihre Stimmungslage in der vergangenen Woche, verglichen mit Phasen, in denen Ihr Zustand normal oder ausgeglichen ist?

Folgende Angaben sind möglich:

0 = Überhaupt nicht
1 = Etwas
2 = Mehr als etwas
3 = Mittel
4 = Merklich oder ernstlich

Der SAM-SAD-Test (Self-Assessment Mood Scale for SAD) wurde 1988 von J. B. W. Williams, M. J. Link, N. E. Rosenthal und M. Terman auf der Grundlage des Structured Interview Guide for the Hamilton Depression Rating Scale entwickelt.

© Normal E. Rosenthal, 1993.

So ist es mir in den letzten Wochen ergangen:	Vor Behandlungsbeginn	Nach 1	Nach 2	Nach 3	Nach 4	Nach 5
		Behandlungswochen				
Ich habe mich down und deprimiert gefühlt.						
Ich war weniger interessiert an Unternehmungen.						
Ich war weniger interessiert an Sex.						
Ich war weniger interessiert an Essen.						
Ich habe etwas abgenommen.						
Ich kann abends nicht einschlafen.						
Ich schlafe unruhig.						
Ich wache zu früh auf.						
Meine Glieder sind schwer, ich habe Rücken-, Kopf- oder Muskelschmerzen, ich bin müder als sonst.						
Ich fühle mich schuldig oder als Versager.						
Ich wünsche mir, tot zu sein./Ich denke an Selbstmord.						
Ich bin angespannt, gereizt oder besorgt.						
Ich glaube, ich bin krank.						
Ich spreche und denke langsamer als sonst.						
Ich bin nervös, unruhig oder zappelig.						
Morgens geht es mir schlechter als abends.						
Abends geht es mir schlechter als morgens.						
Ich fühle mich unwirklich, wie im Traum.						
Ich bin misstrauisch/paranoid.						
Ich bin davon in Anspruch genommen/besessen, alles nachprüfen zu müssen.						
Angstgefühle machen sich auch durch körperliche Symptome bemerkbar.						
Wert 1						

So ist es mir in den letzten Wochen ergangen:	Vor Behandlungsbeginn	Nach 1	Nach 2	Nach 3	Nach 4	Nach 5
		Behandlungswochen				
Ich hatte weniger Interesse an sozialen Kontakten.						
Ich habe das Gefühl, mehr essen zu wollen als sonst.						
Ich verspüre Heißhunger auf Süßigkeiten und stärkehaltige Nahrungsmittel.						
Meine Stimmung sinkt nachmittags und abends ab.						
Wert 2						

Gesamtwert (Summe aus Wert 1 und 2)						

Gesucht & gefunden

Adressen aus Deutschland, Österreich und der Schweiz

Hersteller und Vertrieb von Lichttherapiegeräten

Deutschland

Davita Medizinische Produkte GmbH & Co KG
Niersstr. 16, D-47518 Kleve
Tel. innerhalb Deutschlands:
08 00 / 750 42 02
Tel. int.: 0 28 21 / 719 39 24
Fax: 0 28 21 / 719 39 33
Internet: www.davita.de
e-mail: mail@davita.de

Reiher GmbH
Saarbrückener Str. 254
D-38116 Braunschweig
Tel.: 0 5 31 / 5 20 81
Fax: 0 5 31 / 50 79 29
Internet: www.reiher.de
e-mail: info@reiher.de

SML Licht- und Therapiesysteme
Jülicher Straße 373
D-52070 Aachen
Tel.: 0 24 08 / 9 00 64 64
Fax: 0 24 08 / 9 00 64 65
Internet: www.lichttherapie.de
e-mail: info@lichttherapie.de

Waldmann Medizintechnik GmbH & Co
Peter-Henlein-Straße 5
D-78026 Villingen-Schwenningen
bzw. Peter-Henlein-Str. 5
D-78056 Villingen
Tel.: 0 77 20 / 601 0
Fax: 0 77 20 / 601 290
Internet: www.waldmann.com
e-mail: info@waldmann.com

Österreich

Paul Bständig GmbH.
Freyung 5, 1010 Wien
Tel.: 01 / 5 33 73 04
Fax: 01 / 5 35 06 60 30
Internet: www.bstaendig.at
e-mail: office@bstaendig.at

Grubholz Medizin Technik (GMT)
Eißlgasse 2, A-8047 Graz
Tel.: 03 16 / 30 26 77-0
Fax: 03 16 / 30 26 77-7
Internet: www.gmt-graz.at
e-mail: gmt.graz@utanet.at

Leupamed Medizintechnik
Bundesstr. 149, 8071 Dörfla bei Graz
Tel.: 03 16 / 40 34 24
Fax: 03 16 / 40 37 20
Internet: www.leupamed.at
e-mail: office@leupamed.at

Philips Austria GmbH
Triester Straße 64
1100 Wien
Tel.: 01 / 60101 1392
Fax: 01 / 60101 1319
Internet: www.philips.at

Schweiz

Wolff System AG
Hardstraße 11, CH-4052 Basel
Tel.: 0 61 / 2 74 10 50
Fax: 0 61 / 2 74 10 55
Internet: www.wolffsystem.de
e-mail: info@wolffsystem.de

Behandlungszentren für Lichttherapie

Deutschland

Sächsisches Krankenhaus für Psychiatrie und Neurologie
Postfach 1165
01477 Arnsdorf
Tel.: 03 52 00/ 26 0
Fax: 03 52 00/ 26 0 – 22 71
e-mail:
Hubert.Heilemann@skhar.sms.sachsen.de

Bezirkskrankenhaus Augsburg
Dr.-Mack-Straße 1
86156 Augsburg
Tel.: 08 21 / 48 03-0
Fax: 08 21 / 48 03-1 33
e-mail: www.bkh-augsburg.de
(Mailformular)

Klinik Wittgenstein
Klinik für psycho-
therapeutische Medizin
Sählingstraße 60, 57319 Bad Berleburg
Tel.: 0 27 51 / 81-0
Fax: 0 27 51 / 81-21 0

Paracelsus Roswitha Klinik 2
Hildesheimer Straße 6
37581 Bad Gandersheim
Tel.: 0 53 82 / 7 40
Fax: 0 53 82 / 7 44 73
e-mail: roswitha-klinik@pk-m.de

Zentrum für Psychiatrie
Pfarrer-Laube-Straße 29
88427 Bad Schussenried
Tel.: 0 75 83 /33-0
Fax: 0 75 83 /33-12 01

Klinik Weißes Haus
Parkstraße 3
65812 Bad Soden
Tel.: 0 61 96 / 20 30
Fax: 0 61 96 / 2 60 60

Niedersächsisches Landeskrankenhaus Wehnen
Psychiatrie und Psychotherapie
Hermann-Ehlers-Straße 7
26160 Bad Zwischenahn
Tel.: 04 41 / 9 61 50
Fax: 04 41 / 69 14 48
e-mail: Poststelle@nlkh-wehen.Niedersachsen.de

Schwarzwald Sanatorium Obertal
Privatklinik für Innere Medizin und Naturheilverfahren
Rechtmurgstraße 27
72270 Baiersbronn
Tel.: 0 74 49 / 84 -0
Fax: 0 74 49 / 84-5 31
e-mail: direktion@privatklinik-obertal.de

Wilhelm-Griesinger-Krankenhaus
Schlaflabor
Brebacher Weg 15, 12683 Berlin
Tel.: 0 30 /5 68 02 83
Fax: 0 30 /5 68 02 41
e-mail: ordgesundheit@sfb.de

Max-Bürger-Zentrum
I. Psychiatrische Abteilung
Örtlicher Bereich Griesingerstraße 27-33
13589 Berlin
Tel.: 0 30 / 3 70-11
Fax: 0 30 / 3 70-1 35 02

Freie Universität Berlin
Psychiatrische Klinik und Poliklinik
Interdisziplinäre Schlafmedizin
Eschenallee 3, 14050 Berlin
Tel.: 0 30 / 84 45 86 26
Fax: 0 30 / 84 45 83 93
e-mail: www.krankenhaus-spandau.de (Mailformular)

Evangelisches Johannes Krankenhaus
Neurologische Klinik
Schildescher Straße 99, 33611 Bielefeld
Tel.: 05 21 / 8 01-02
Fax: 05 21 / 8 01-40 09
e-mail: oeffentlichkeitsarbeit@johanneswerk.de

Westfälisches Zentrum für Psychiatrie und Psychotherapie
Universitätsklinik
Alesandrinenstraße 1-3, 44791 Bochum
Tel.: 02 34 / 5 07 72 02
Fax: 02 34 /5 07 72 35

Rheinische Landesklinik Bonn
Abteilung Allgemeine Psychiatrie I
Kaiser-Karl-Ring 20, 53111 Bonn
Tel.: 0 2 28 / 5 11 22 81
Fax: 0 2 28 / 5 51 24 84

Sanatorium Dr. Barner – Klinisches Krankenhaus für Innere Krankheiten
Psychiatrie und Psychosomatik
Dr. Barner-Straße 1
38700 Braunlage
Tel.: 0 55 20 / 8 04-0
Fax: 0 55 20 / 8 04-2 50
e-mail: mail@sanatorium-barner.de

Städtisches Klinikum Braunschweig
Salzdahlumer Straße 90
38126 Braunschweig
Tel.: 05 31 / 5 95-24 52
Fax: 05 31 / 5 95-22 71

Zentralkrankenhaus Reinkenheide
Klinik für Psychiatrie und Psychotherapie
Postbrookstraße 103
27574 Bremerhaven
Tel.: 04 71 / 2 99 34 00
Fax: 04 71 / 2 99 34 01

Caritas Krankenhaus
Neurologische Klinik und Schlafmedizinisches Zentrum
Werkstraße 1, 66763 Dillingen
Tel.: 0 68 31 / 70 82 49
Fax: 0 68 31 / 70 83 21

Bezirksklinikum Kutzenberg
Klinikum für Psychiatrie und Psychotherapie
96250 Ebensfeld
Tel.: 0 95 47 / 81 22 26
Fax: 0 95 47 / 81 23 77

Klinikum Erfurt
Klinikum für Psychiatrie und Psychotherapie
Nordhäuserstraße 74, 99089 Erfurt
Tel.: 03 61 / 7 81 21 71
Fax: 03 61 / 7 81 21 72
e-mail: rerkwoh@erfurt.helios-kliniken.de

Psychiatrische Klinik und Poliklinik der Universität Erlangen
Schwabachanlage 6, 91054 Erlangen
Tel.: 0 91 31 / 85-3 41 66
Fax: 0 91 31 / 85-48 62
e-mail: direktionps@psych.imed.uni-erlangen.de

Zentrum für Psychiatrie
Heinrich Hoffmannstraße 10
60528 Frankfurt am Main
Tel.: 0 69 / 63 01 54 19
Fax: 0 69 / 63 01 59 36

Klinik für Psychiatrie und Psychotherapie
Pacelliallee 4, 36013 Fulda
Tel.: 06 61 / 84 58 74
e-mail: info@klinikum-fulda.de

Zentralkrankenhaus Gauting
Pneumologische Abteilung, Schlaflabor
Robert-Koch-Allee 2, 82131 Gauting
Tel.: 0 89 / 89 35 8-0
Fax: 0 89 / 89 35 8-151
e-mail: info@psychiatrie-gauting.de

Psychiatrische Klinik der Universität Göttingen
Von-Siebold-Straße 5, 37075 Göttingen
Tel.: 05 51 / 39 66 10
Fax: 05 51 / 39 66 11

Psychiatrisches Krankenhaus Haina
Landgraf-Philipp-Platz, 35114 Haina (Klöster)
Tel.: 0 64 56 / 91-3 00
Fax: 0 64 56 / 91-2 38
e-mail: Rolf.Speier@psych-haina.de

Fachkrankenhaus für Psychiatrie, Psychotherapie, Neurologie
Kliefholzstraße 4, 39340 Haldensleben
Tel.: 0 39 04 / 47 52 06
Fax: 0 39 04 / 47 52 18

Klinik und Poliklinik für Psychiatrie der Martin-Luther-Universität
Julius-Kühn-Straße 7, 06097 Halle/Saale
Tel.: 03 45 / 5 57 36 51
Fax: 03 45 /5 57 36 07

Medizinische Hochschule Hannover
Sozialpsychiatrische Poliklinik
Walderseestraße 1, 30163 Hannover
Tel.: 05 11 / 96 29-00
Fax: 05 11 / 96 29-0 23

Medizinische Hochschule
Psychiatrische Poliklinik 1
Konstanty-Gutschow-Straße 8
30625 Hannover
Tel.: 05 11 / 5 32 31 67
Fax: 05 11 / 5 32 24 15
e-mail: www.mh-hannover.de (Mailformular)

Kreiskrankenhaus Heidenheim
Abteilung für Psychiatrie und Psychotherapie
Schloßhausstraße 100
89522 Heidenheim
Tel.: 0 73 21 / 33 24 52
Fax: 0 73 21 / 33 20 48
e-mail: info@kliniken-heidenheim.de

Hans-Prinzhorn-Klinik
Fachkrankenhaus für Psychiatrie
Postfach 1765, 58675 Hemer
Tel.: 0 23 72 / 86 12 24
Fax: 0 23 72 / 86 14 00
e-mail: hans-prinzhorn-klinik@wkp-lwl.org

Friedrich-Schiller-Universität
Klinik und Poliklinik für Psychiatrie
und Neurologie
Bachstraße 8, 07743 Jena
Tel.: 0 36 41 / 32 34 01
Fax: 0 36 41 /

Klinik für Psychiatrie und Psychotherapie der Universität zu Köln
Kerpener Straße 62, 50924 Köln
Tel.: 02 21 / 4 78 40 15
Fax: 02 21 /4 78 55 93
e-mail: www.uk-koeln.de (Mailformular)

Rheinische Landesklinik Köln
Fachklinik für Psychiatrie
Wilhelm-Griesinger-Straße 23
51109 Köln
Tel.: 02 21 / 8 99 36 28
Fax: 02 21 / 8 99 35 93
e-mail: www.lvr.de (Mailformular)

Michael-Balint-Klinik
Fachklinik für Psychosomatik
und Ganzheitsmedizin
Hermann-Voland-Straße 10
78126 Königsfeld
Tel.: 0 77 25 / 93 20
Fax: 0 77 25 / 93 24 99
info@michael-balint-klinik.de

Klinik für Psychiatrie und Psychotherapie der Landeshauptstadt Hannover
Rhodehof 3, 30853 Langenhagen/H.
Tel.: 05 11 / 73 00-5 00
Fax: 05 11 / 73 00-5 18
e-mail: guenther.kruse.
langenhagen@klinikum-hannover.de

Krankenhaus für Psychiatrie und Neurologie des Bezirks Unterfranken
Am Sommerberg 34, 97816 Lohr
Tel.: 0 93 52 / 50 30
Fax: 0 93 52/ 50 34 69

Klinik für Psychiatrie der Medizinischen Universität Lübeck
Ratzeburger Allee 160
23538 Lübeck
Tel.: 04 51 / 5 00-29 10
Fax: 04 51 / 5 00-26 03

Landesklinik Lübben
Luckauer Straße 17, 15907 Lübben
Tel.: 0 35 46 / 2 92 00
Fax: 0 35 46 / 2 92 42

Landeskrankenhaus Merzig
Abteilung Neurologie
66663 Merzig
Tel.: 0 68 61 / 7 08-3 11
Fax: 0 68 61 / 7 08-4 60

Privatklinik Somnia
Horst 48, 41238 Mönchengladbach
Tel.: 0 21 66 / 86 85-0
Fax: 0 21 66 / 86 85-32
e-mail: Somnia-Klinik-MG@t-online.de

Psychiatrische Klinik und Poliklinik der Universität München
Ambulanz für saisonale
affektive Erkrankungen
Nußbaumstraße 7
80336 München
Tel.: 0 89 / 51 60-55 11 od. 55 12
Fax: 0 89 / 51 60-47 49
e-mail:
Rolf.engel@med.uni-muenchen.de

Westfälische Wilhelms-Universität Münster
Klinik und Poliklinik für Psychiatrie
Albert-Schweitzer-Straße 11
48129 Münster
Tel.: 02 51 / 83 66 01

Klinikum Nord für Psychiatrie
Prof. Ernst-Nathan-Straße 1
90419 Nürnberg
Chefarzt Dr. Dr. med. Niklewski
Tel.: 09 11 / 3 98 28 29
Fax: 09 11 /3 98 32 24
e-mail:
psychiatrie_sek@klinikum-nuernberg.de

Sankt-Josef-Hospital
Psychiatrische Abteilung
Mülheimer Straße 83
46045 Oberhausen
Tel.: 02 08 / 83 74 01
Fax: 02 08 / 83 75 19
e-mail: webmaster@st.josef.de

Evangelisches und Johanniter Klinikum
Psychiatrie und Psychotherapie
Steinbrinkstraße 96A
46145 Oberhausen
Tel.: 02 08 / 6 97 41 01
Fax: 02 08 / 6 97 41 03
e-mail: ernst.holzbach@microsoft.com

Landeskrankenhaus Osnabrück
Knollstraße 31, 49088 Osnabrück
Tel.: 05 41 / 3 13-1 34
Fax: 05 41 / 3 13-2 09
e-mail: Poststelle@NLKH-Osnabrueck.
Niedersachsen.de

Kinderhospital Osnabrück
Kinder- und Jugendpsychiatrische
Abteilung
Postfach 6063
49093 Osnabrück
Tel.: 05 41 / 56 02-1 77 od. 1 76
e-mail: info@kinderhospital.de

Psychiatrisches Landeskrankenhaus Weissenau
Weingartshoferstraße 2
Postfach 2044, 88190 Ravensburg
Tel.: 07 51 / 76 01-22 22 od. 22 10
Fax: 07 51 / 76 01-22 24
e-mail:
wolfgang.kaschka@zfp-weissenau.de

BKH Regensburg
Universitätsstraße 84, 93042 Regensburg
Tel.: 09 41 / 9 41 10-01
Fax: 09 41 / 9 41 10-05

Zentrum für Psychiatrie – Depressionsstation
Postfach 300, 78477 Reichenau
Tel.: 0 75 31 / 9 77-0
Fax: 0 75 31 / 9 77-5 70
e-mail: info@zfp-reichenau.de

Kliniken Sonnerberg – Psychiatrie
Sonnenbergstraße, 6119 Saarbrücken
Tel.: 06 81 / 8 89-22 04
Fax: 06 81 / 8 89-26 30
e-mail:sekr.psychiatrie.sb@shg-kliniken.de

Hephata Klinik
Schimmelpfengstraße 2
34613 Schwalmstadt
Tel.: 0 66 91 / 18 20 02
Fax: 0 66 91 / 18 20 40
e-mail: www.hephata.de (Mailformular)

Bürgerhospital der Landeshauptstadt Stuttgart
Psychiatrische Klinik
Tunzhofer Straße 14-16, 70191 Stuttgart
Tel.: 07 11 / 253-00
Fax: 07 11 / 253-21 70
e-mail: info@buergerhospital.de

Bezirkskrankenhaus Taufkirchen/Vils
Psychiatrie und Psychotherapie
Bräuhausstraße 5
84416 Taufkirchen/Vils
Tel.: 0 80 84 / 93 40
Fax: 0 80 84 / 93 44 00
e-mail: edo@bkh-taufkirchen.de

Psychiatrische Klinik der Universität Tübingen
Osianderstraße 22, 72076 Tübingen
Tel.: 0 70 71 / 29-82 3 00
Fax: 0 70 71 / 29-41 41
e-mail: info@med.uni-tuebingen.de

Krankenhaus St.-Annen-Stift
Psychiatrische Institutsambulanz
St.-Annen-Straße 15, 27239 Twistringen
Tel.: 0 42 43 / 4 15-0
Fax: 0 42 43/ 4 15-1 92
e-mail: st.-annen-stift@t-online.de

Klinikum Niederberg
Psychiatrische Abteilung
Robert-Koch-Straße 2, 42549 Velbert
Tel.: 0 20 51 / 98 2-0
Fax: 0 20 51 / 98 2-30 16
e-mail: info@klinikum-niederberg.de

Münsterklinik Zwiefalten – Depressionsstation
Hauptstraße 9, 88529 Zwiefalten
Tel.: 0 73 73 /10-0
Fax: 0 73 73 /10-34 09

Österreich

Universitätsklinik für Psychiatrie und Psychotherapie
Währinger Gürtel 18-20, 1090 Wien
Tel.: 01 / 4 04 00-36 03 od. 35 47
Fax: 01 / 4 04 00-36 05
e-mail: biol-psychiatry@meduniwien.ac.at

Universitätsklinik für Psychiatrie
Auenbruggerplatz 22, 8036 Graz
Tel.: 03 16 / 385-36 12 od. 62 57
Fax: 03 16 / 385-35 56
e-mail: psychiatrie@klinikum-graz.at

Department für Psychiatrie und Psychotherapie
Anichstraße 35, 6020 Innsbruck
Tel.: 05 12 / 504-2 36 26
Fax: 05 12 / 504-2 38 55

A.Ö. Landeskrankenhaus Klagenfurt
Zentrum für Seelische Gesundheit
St. Veiter Straße 47, 9026 Klagenfurt
Tel.: 04 63 / 5 38-0
Fax: 04 63 / 5 38-22 85
e-mail: help@lkh-klu.at

A.Ö. Krankenhaus der Stadt Linz
Neurologische Abteilung
Krankenhausstraße 9, 4020 Linz
Tel.: 0 70 / 78 06-0
Fax: 0 70 / 78 06-13 25
e-mail: info@akh.linz.at

Landes-Kinderklinik Linz
Krankenhausstraße 26, 4020 Linz
Tel.: 0 732 / 69 23-0
Fax: 0 732 / 69 23-11 09
e-mail: contact.kk@gespag.at

Landes-Nervenklinik Wagner-Jauregg
Wagner-Jauregg-Weg 15, 4020 Linz
Tel.: 0 70 / 69 21-0
Fax: 0 70 / 69 21-2 09

A.Ö. Krankenhaus der Barmherzigen Brüder
Seilerstätte 2, 4014 Linz
Tel.: 0 70 / 78 97-0
Fax: 0 70 / 78 97-7 77
krankenhaus@bblinz.at

A.Ö. Krankenhaus der Barmherzigen Schwestern
Seilerstätte 4, 4010 Linz
Tel.: 0 70 / 76 77-0
Fax: 0 70 / 76 77-72 00
e-mail: office@bhs.at

Landeskrankenhaus Rankweil
Abteilung für Psychiatrie und Neurologie
Valdunastraße 16, 6830 Rankweil
Tel.: 0 55 22 / 4 03
Fax: 0 55 22 / 4 03-65 15 od. 65 16
e-mail: office@lkhr.at

Landes-Nervenklinik Salzburg
Ignaz-Harrer-Straße 79, 5020 Salzburg
Tel.: 06 62 / 44 83-0
Fax: 06 62 / 44 83-20 04
e-mail: g.ladurner@salk.at

A.Ö. Krankenhaus der Stadt St. Pölten
Propst-Führer-Straße 4, 3100 St. Pölten
Tel.: 0 27 42 / 3 00-22 50
Fax: 0 27 42 / 3 00-22 48

Haus der Barmherzigkeit
Vinzenzgasse 2-6, 1180 Wien
Tel.: 01 / 4 01 99-0
Fax: 01 / 4 01 99-2 22

Otto-Wagner-Spital Psychiatrisches Zentrum
Baumgartner Höhe 1
1140 Wien
Tel.: 01/910 60-20108
Fax: 01/910 60 -20109
e-mail: ows.ps1@wienkav.at

Sozialmedizinisches Zentrum Ost
Psychiatrische Abteilung
Langobardenstraße 122, 1220 Wien
Tel.: 01 / 2 88 02-0
Fax: 01 / 2 88 02-20 50

Krankenhaus der Stadt Wien – Rudolfstiftung
Neurologische Abteilung
Juchgasse 25, 1030 Wien
Tel.: 01/ 7 11 65-0
Fax: 01 / 7 11 65-10 09
e-mail: kar.post@wienkav.at

Schweiz

Psychiatrische Universitätsklinik Basel
Wilhelm-Klein-Straße 27, 4025 Basel
Tel.: 0 61 / 3 25-51 11
Fax.: 0 61 / 3 25-52 58
e-mail: info@pukbasel.ch

Psychiatrische Universitätspoliklinik Basel
Petersgraben 4, 4031 Basel
Tel.: 0 61 / 2 65-50 40
Fax: 0 61 / 2 65-45 88
e-mail: apgf@uhbs.ch

Psychiatrische Universitätspoliklinik Bern
Murtenstraße 21, 3010 Bern
Tel.: 0 31 / 6 32-88 11
Fax: 0 31 / 6 32-89 50
e-mail: pupk@pupk.unibe.ch

Institutions Universitaires de Psychiatrie Geneve Belide
2 chemin du Petit Belvedere
1225 Chenobourg Geneve
Tel.: 0 22 / 3 05-41 11
Fax: 0 22 / 3 05-6 10
e-mail: marco.merle@hcuge.ch

Consultations Jonction
16-18 Bd. St. Georges, 1205 Geneve
Tel.: 0 22 / 3 27 75 55
e-mail: ladame@cmu.uniqe.ch

Policlinique psychiatrique Universitaire B.
Rue du Tunnel 1, 1005 Lausanne
Tel.: 0 21 / 3 16 79 79

Kantonale Psychiatrische Klinik
Zürcherstraße 30, 9500 Wil
Tel.: 0 71 / 9 13 11 11
Fax: 0 71 / 9 13-11 51
e-mail: direktion@gd-kpdw.sg.ch

Psychiatrische Universitätsklinik
Lenggstraße 31, 8029 Zürich
Tel.: 01/3842111
Fax: 01 / 3 83 44 56
e-mail: info@puk.zh.ch

Literatur

Kasper S (1191): Jahreszeit und Befindlichkeit in der Allgemeinbevölkerung. Eine Mehrebenenuntersuchung zur Epidemiologie, Biologie und therapeutischen Beeinflußbarkeit (Lichttherapie) saisonaler Befindlichkeitsschwankungen. Monographien aus dem Gesamtgebiete der Psychiatrie, Band 66, Springer Verlag, 1991

Kasper S, Lehofer M (Hrsg.) Anditsch M, Bach M, Butterfield-Meissl C, Conca A, Danzinger R, Deisenhammer EA, Friedrich MH, Geretsegger C, Haring C, Haushofer M, Hofmann P, Kalousek M, Kapfhammer HP, Klier C, Lingg A, Marksteiner J, Meißel T, Miller H, Musalek M, Naderi-Heiden A, Platz T, Purtscher AK, Rießland-Seifert, Rittmannsberger H, Saletu B, Schubert H, Simhandl C, Stamenkovic M, Stuppäck C, Windhager E, Whitwort A, Wolf W, Wrobel M (2007): Depression – Medikamentöse Therapie. Konsensus-Statement – State of the Art 2007. CliniCum psy Sonderausgabe Jänner 2007

Kasper S, Möller HJ (Hrsg.) (2004): Herbst/Winterdepression und Lichttherapie. Wien: Springer Verlag

Kasper S, Möller HJ (1996) Therapeutischer Schlafentzug. Klinik und Wirkmechanismen. Springer Verlag, Wien-New York

Kasper S, Rogers S, Yancey A, Schulz PM, Skwerer RG, Rosenthal NE (1989): Phototherapy in individuals with and without subsyndromal seasonal affective disorder. Archives of General Psychiatry 46: 837-844

Kasper S, Wehr TA, Bartko JJ, Gaist PA, Rosenthal NE (1989): Epidemiological findings of seasonal changes in mood and behavior. A telephone survey of the Montgomery County, Maryland. Archives of General Psychiatry 46: 823-833

Kasper S, Wehr TA, Rosenthal NE (1988): Saisonal abhängige Depressionsformen (SAD) I. Grundlagen und klinische Beschreibung des Syndroms. Nervenarzt 59: 191-199

Kasper S, Wulff K, Hajak G, Hoogendijk WJ, Montejo-Gonzalez AL, Smeraldi E, Rybakowsky J, Quera Salva MA, Wirz-Justice A, Picarel-Blachot F, Bayle F (2010): The novel antidepressant agomelatine improves the circadian rest-activity cycle, depressive and anxiety symptoms in patients with Major Depressive Disorders. A randomized, double-blind comparison with sertraline. The Journal of Clinical Psychiatry 71: 109-120

Langer M, Hartmann J, Turkhof H, Waldhauser F (1997): Melatonin beim Menschen: Ein Überblick. Wiener Klinische Wochenschrift 109: 707-713

Lehofer M, Pail G, Kasper S (2010): Chronopsychiatrie. http://www.chronopsychiatrie.at/

Lehmkuhl U (2004): Die Bedeutung der Zeit. Vandenhoeck & Ruprecht Verlag

Von Feuchtersleben E (1845): Lehrbuch der ärztlichen Seelenkunde. Wien: Verlag Carl Gerold

Neumeister A, Gössler R, Lucht M, Kapitany T, Barnas C, Kasper S (1996): Bright light therapy stabilizes the antidepressant effect of partial sleep deprivation. Biological Psychiatry 39: 16-21

Pjrek E, Winkler D, Stastny J, Konstantinidis A, Heiden A, Kasper S (2004): Bright light therapy in seasonal affective disorder – does it suffice? European Neuropsychopharmacology 14: 347-351

Praschak-Rieder N, Willeit M, Wilson AA, Houle S, Meyer JH (2008): Seasonal variation in human brain serotonin transporter binding. Archives of General Psychiatry 65: 1072-1078

Rosenthal NE, Sack DA, Gillin JC, Lewy AJ, Goodwin FK, Davenport Y, Mueller PS, Newsome DA, Wehr TA (1984): Seasonal affective disorder. A description of the syndrome and preliminary findings with light therapy. Archives of General Psychiatry 41: 72-80

Terman M, Terman JS, Quitkin FM, McGrath PJ, Stewart JW, Rafferty B (1989): Light therapy for seasonal affective disorder. A review of efficacy. Neuropsychopharmacology 2: 1-22

Turek FW (2005): Chronobiology. In: Kryger MH, Roth T, Dement WC (Hrsg.) Principles and Practice of Sleep Medicine. 3. Auflage. Philadephia Elsevier/Saunders. pp. 318-443

Willeit M, Sitte HH, Thierry N, Michalek K, Praschak-Rieder N, Zill P, Winkler D, Brannath W, Fischer MB, Bondy B, Kasper S, Singer EA (2008): Enhanced serotonin transporter functioning during depression in seasonal affective disorder. Neuropsychopharmacology 33: 1503-1513

Winkler D, Praschak-Rieder N, Willeit M, Lucht MJ, Hilger E, Konstantinidis A, Stastny J, Thierry N, Pjrek E, Neumeister A, Möller HJ, Kasper S (2002): Saisonal abhängige Depression (SAD) in zwei deutschsprachigen Universitätszentren: Bonn, Wien. Klinische und demographische Charakteristika. Der Nervenarzt 73: 637-643

Winkler D, Willeit M, Praschak-Rieder N, Lucht MJ, Hilger E, Konstantinidis A, Stastny J, Thierry N, Pjrek E, Neumeister A, Möller HJ, Kasper S (2002): Changes of clinical pattern in seasonal affective disorder (SAD) over time in a German-speaking sample. European Archives of Psychiatry and Clinical Neuroscience 252: 54-62

Tolle Rezepte, die in keinem ernährungsbewussten Haushalt fehlen sollten

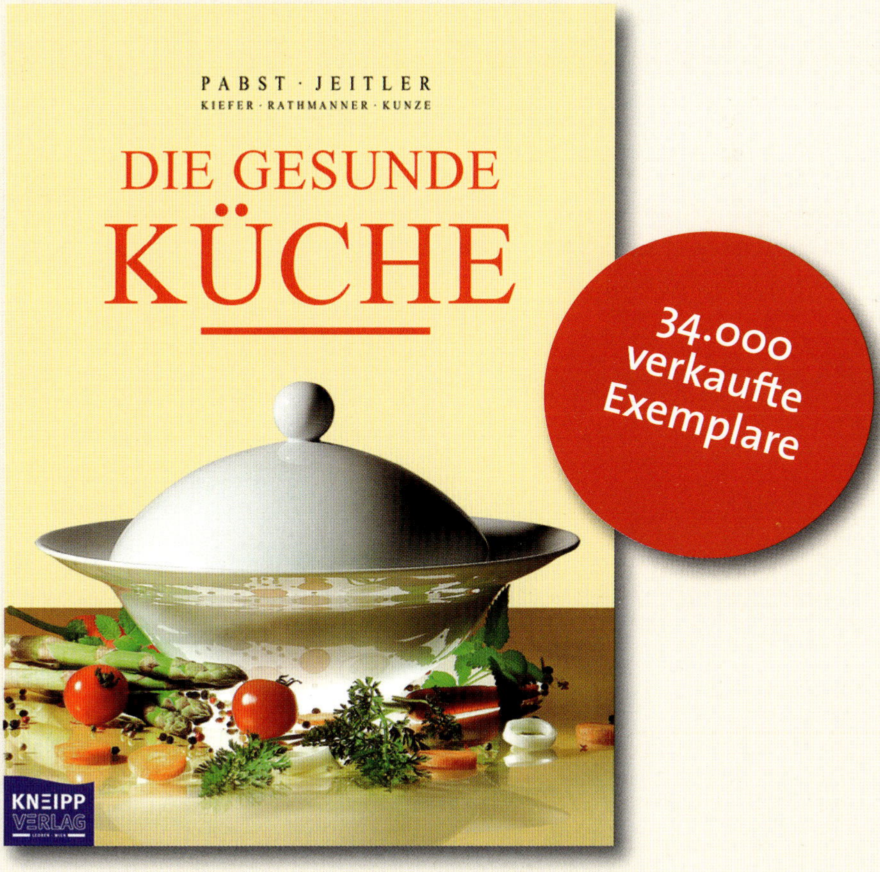

Pabst / Jeitler / Kiefer / Rathmanner / Kunze

Die gesunde Küche

480 Seiten, farbig, Hardcover mit Schutzumschlag
ISBN 978-3-7088-0015-8

EUR 19,95 / www.kneippverlag.com

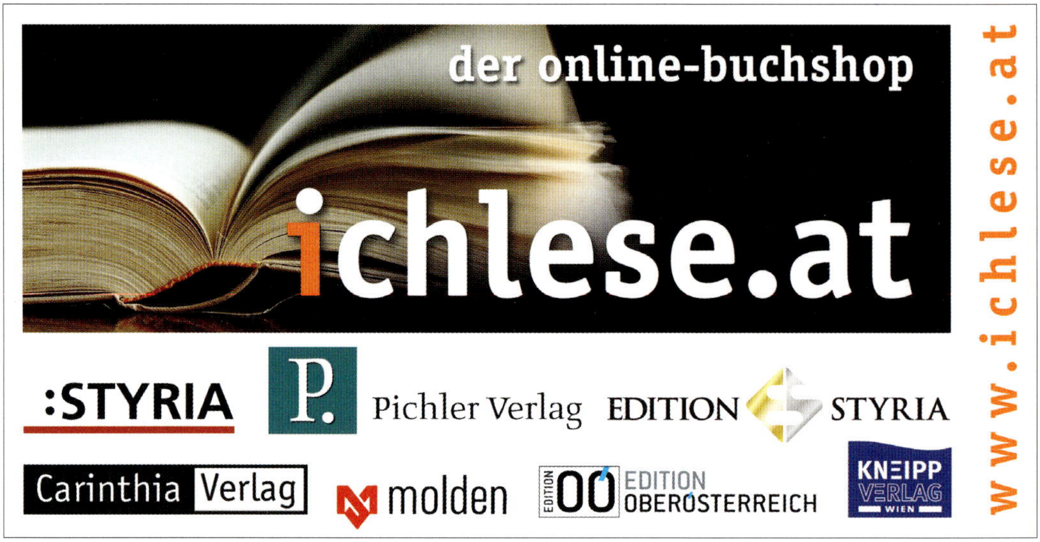

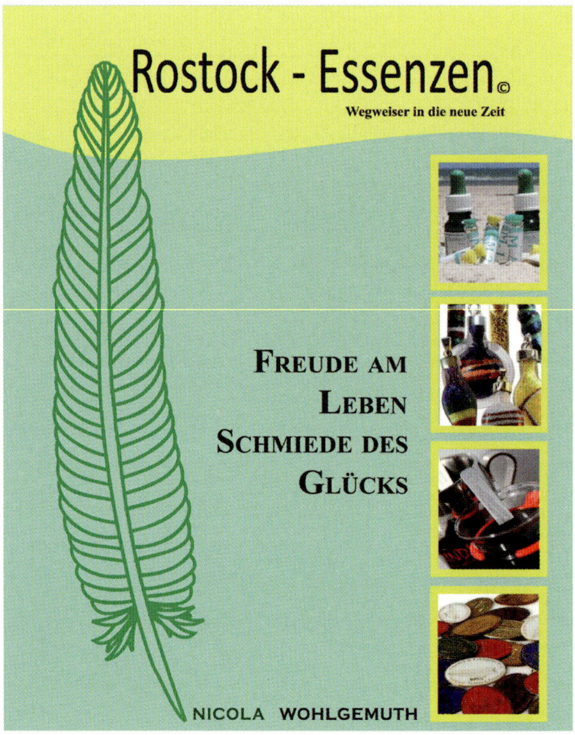

Rostock-Essenzen und MIPES™ Produkte aus Österreich erobern seit fast 20 Jahren den Sektor der Schwingungsprodukte. Besondere Fähigkeiten der Herstellerin, Nicola Wohlgemuth, erlauben eine völlig neue Art der Anwendung feinstofflicher Produkte. 368 Seiten und über 100 Farbfotos vermitteln nicht nur besondere Einsichten sondern machen auch Lust selber damit zu experimentieren.

Rostock-Essenzen, Plaketten, Kaffee-Zaubereien, Wasserstäbe,

dazu Infos zur Solid-Sol Academy, Erfahrungsberichte von Ärzten, Apothekern, Therapeuten uvm

ISBN 978-3-9501142-3-2
UVP: € 39,60

www.Rostock-Essenzen.com